# LAS MEJORES ENSALADAS Y ACOMPAÑANTES DE LA COCINA VEGETARIANA ITALIANA 2021/22

Un concentrado de recetas y nuevas ideas culinarias sobre la cocina vegetariana italiana, las nuevas recetas de las ensaladas más sabrosas y frescas que incluyen guarniciones que le permitirán comenzar una dieta saludable y perder peso de manera equilibrada pero constante.

*Alberto Garofano*

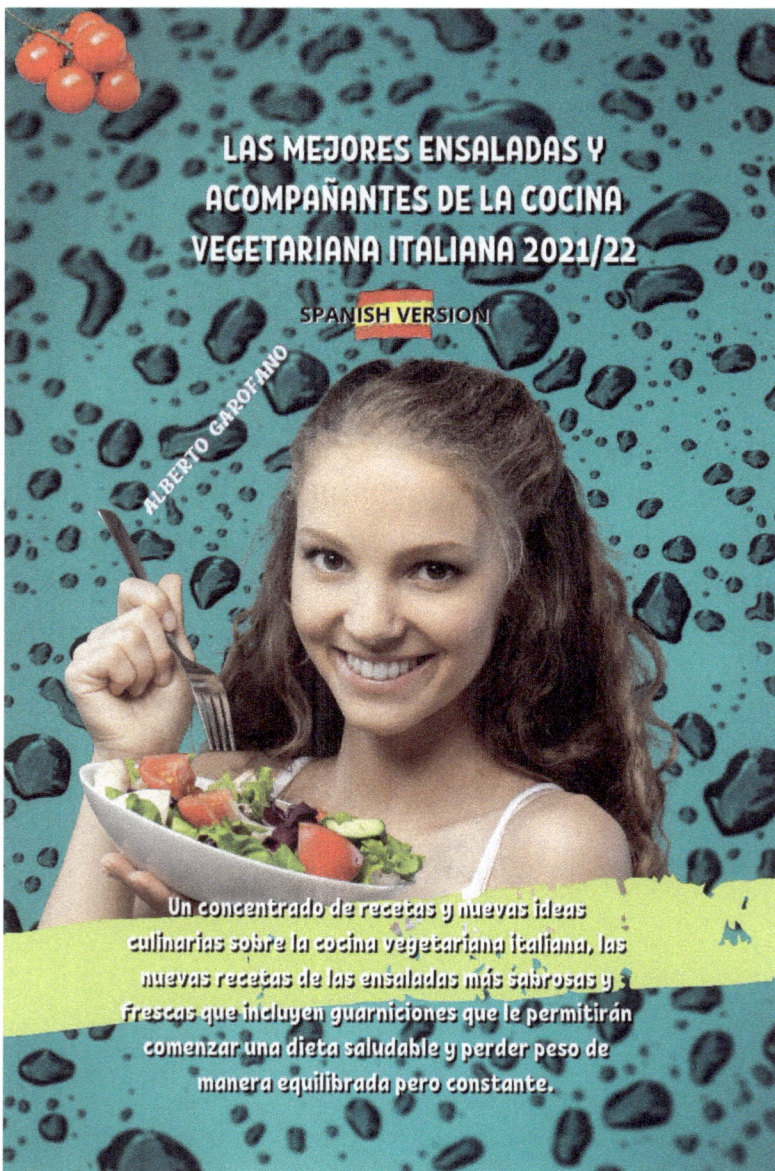

LAS MEJORES ENSALADAS Y ACOMPAÑANTES DE LA COCINA VEGETARIANA ITALIANA 2021/22

SPANISH VERSION

ALBERTO GAROFANO

Un concentrado de recetas y nuevas ideas culinarias sobre la cocina vegetariana italiana, las nuevas recetas de las ensaladas más sabrosas y frescas que incluyen guarniciones que le permitirán comenzar una dieta saludable y perder peso de manera equilibrada pero constante.

# *Tabla de contenido*

*☆ 55% OFF for BookStore NOW at $ 30,95 instead of $ 41,95! ☆*

A Concentrate Of Recipes And New Culinary Ideas

On Italian Vegetarian Cuisine, The New Recipes Of

The Tastiest And Freshest Salads Including Side

Dishes That Will Allow You To Start A Healthy Diet

And Lose Weight In A Balanced But Steady Way.

*Buy is NOW and let your Customers get addicted to this amazing book!*

# INTRODUCCIÓN

La dieta vegetariana en Italia se está extendiendo ampliamente tanto por la facilidad con la que se encuentran las verduras en los mercados como porque siempre han estado presentes en la dieta mediterránea. Además, en los últimos años, con el aumento progresivo de la población mundial y la explotación continua de los recursos de la tierra, se están potenciando modelos de alimentación que tienen un bajo impacto ambiental y se pueden utilizar durante mucho tiempo. De estos supuestos nacen dietas que evitan parcial o totalmente los alimentos de origen animal: la dieta vegetariana que no implica el consumo de carne y pescado, moluscos y crustáceos, pero que permite, de diferentes formas, el consumo de huevos. Y productos lácteos; la dieta vegana que, por otro lado, elimina todos los productos de origen animal.

Siguiendo las indicaciones contenidas en las Directrices para una alimentación saludable, la dieta vegetariana puede formularse para satisfacer las necesidades de un adulto sano:

- Coma más porciones de verduras y frutas frescas todos los días.
- Incrementar el consumo de legumbres, tanto frescas como secas
- consumir regularmente pan, pasta, arroz y otros cereales, preferiblemente integrales

- Consuma cantidades moderadas de grasas y aceites que se utilizan para condimentar y cocinar. Sobre todo, limite las grasas de origen animal (mantequilla, manteca de cerdo, manteca de cerdo, nata, etc.) para condimentar los alimentos y prefiera las grasas de origen vegetal: aceite de oliva virgen extra y aceites de semillas, preferiblemente crudos.
- Consume huevos y leche que contengan proteínas de buena calidad orgánica. Si bebes mucha leche, elige preferentemente la desnatada o semidesnatada que, sin embargo, mantiene su contenido de calcio y vitaminas.
- Consume quesos en cantidades moderadas porque además de proteínas contienen altas cantidades de grasa. Por este motivo es recomendable elegir los más magros, o comer porciones más pequeñas.
- Limite los alimentos ricos en grasa, sal y azúcar como cremas, chocolate, papas fritas, galletas, dulces, helados, pasteles y budines a ocasiones especiales.

Los elementos que no pueden faltar en una dieta vegetariana

Lo primero que hay que tener en cuenta es seguir una dieta lo más variada posible. Algunos nutrientes están presentes en pequeñas cantidades en las verduras o el cuerpo los absorbe con menos facilidad que los de la carne o el pescado.

Sin embargo, la mayoría de los vegetarianos generalmente no padecen dolencias por deficiencias de nutrientes si se cuidan de incluir ciertos alimentos en su dieta:

- Legumbres combinadas con cereales, para asegurar la disponibilidad, además de cantidades importantes de almidón y fibra, de nutrientes esenciales característicos de la carne, pescado y huevos, como hierro, proteínas de buena calidad biológica, micronutrientes
- Alimentos obtenidos a partir de harinas integrales (y no con la simple adición de salvado u otras fibras) que, además de almidón y fibra, contienen buenas cantidades de calcio, hierro y vitaminas B

Si no se formula correctamente, la dieta vegetariana puede ser deficiente en nutrientes esenciales. Quienes lo sigan deben asegurarse de obtener cantidades suficientes de hierro y vitamina B12 con sus alimentos.

Fuentes vegetales de hierro

Los vegetarianos pueden tener menos hierro en sus reservas corporales que las personas que también comen carne. Por tanto, es importante conocer los alimentos, aptos para vegetarianos, que contienen una buena cantidad de hierro:

- Huevos
- Legumbres (especialmente lentejas)
- Fruta seca
- Semillas de calabaza
- Verduras (especialmente las de color verde oscuro)
- Pan de grano entero
- Fuentes vegetales de vitamina B12

La vitamina B12 es necesaria para el crecimiento, la reparación celular y la salud en general. Se encuentra, en la naturaleza, solo en productos de origen animal como, por ejemplo, carne, pescado, mariscos, huevos y productos lácteos. Si come estos alimentos con regularidad, es probable que ingiera una cantidad suficiente. Sin embargo, si solo consume pequeñas cantidades de alimentos de origen animal, o si los evita por completo, es importante incluir ciertas fuentes de vitamina B12 en su dieta:

- Leche
- Queso
- Huevos

Si la cantidad de vitamina B12 introducida en la dieta es insuficiente para cubrir las necesidades del organismo, es recomendable utilizar también alimentos en los que se añade (alimentos fortificados) como:

- Cereales para el desayuno fortificados
- Productos de soja fortificados
- Fuentes vegetales de omega-3

Los ácidos grasos omega-3 se encuentran principalmente en el pescado azul, el atún fresco y el salmón. Las fuentes vegetales de ácidos grasos omega-3 incluyen:

- Semilla de lino
- Aceite de colza
- Aceite de soja y alimentos a base de soja (como tofu)
- Nueces

Ser vegetariano en condiciones particulares

Quienes deseen seguir una dieta vegetariana durante la infancia, el embarazo, la edad avanzada o en conjunción con enfermedades, deben contar con un médico o nutricionista, pues en tales condiciones sus necesidades de nutrientes pueden variar. Por ejemplo, durante el embarazo y la lactancia, las mujeres que siguen una dieta vegetariana deben asegurarse de que las cantidades de vitaminas y minerales en su dieta sean suficientes para garantizar que su bebé pueda crecer de manera saludable. Mientras crece, el padre debe asegurarse de que el niño coma una dieta muy variada para satisfacer las necesidades nutricionales que necesita.

# COMIENZO

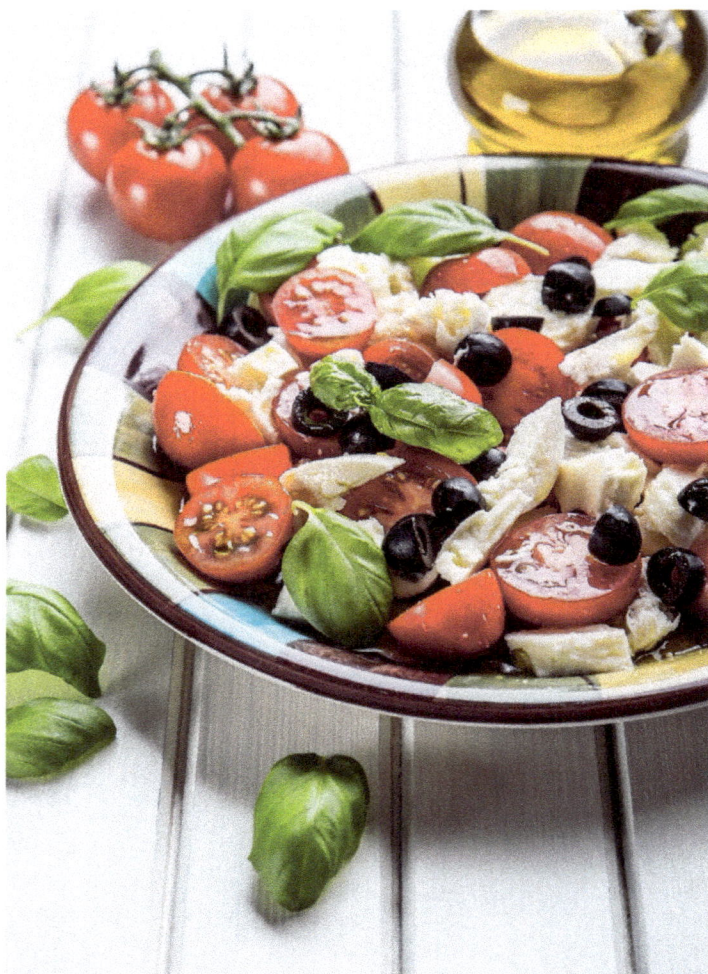

# ENSALADA CLÁSICA DE HUEVO

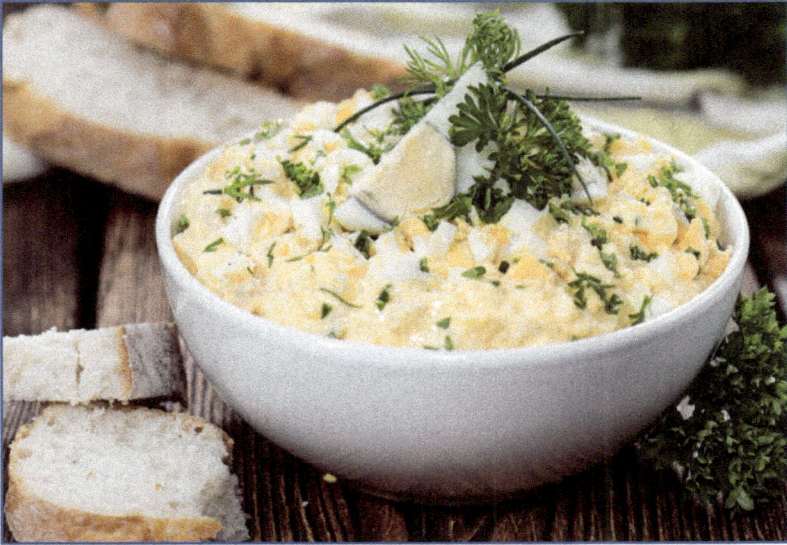

Porciones: 4

## INGREDIENTES

- 8 piezas    Huevos
- 2 cucharadas de mayonesa
- 2 cucharadas de crema agria
- 0.5 TL mostaza
- 1 cucharada de vinagre
- 1 premio de sal
- 1 premio Pimienta del molinillo)

## PREPARACIÓN

1. Para la clásica ensalada de huevo, primero hierve los huevos duros en una cacerola con agua durante unos 10 minutos.
2. Luego sácalo de la olla y enjuaga con agua fría, pélalo y córtalo en trozos pequeños.
3. Ahora mezcle bien la mayonesa con sal, pimienta, vinagre y crema agria en un bol.
4. Mezcle los huevos y déjelos reposar en el refrigerador durante tres horas.
5. Después de remojar en el refrigerador, sazone la ensalada nuevamente con sal, pimienta y posiblemente un poco de mostaza.

# ENSALADA GRIEGA

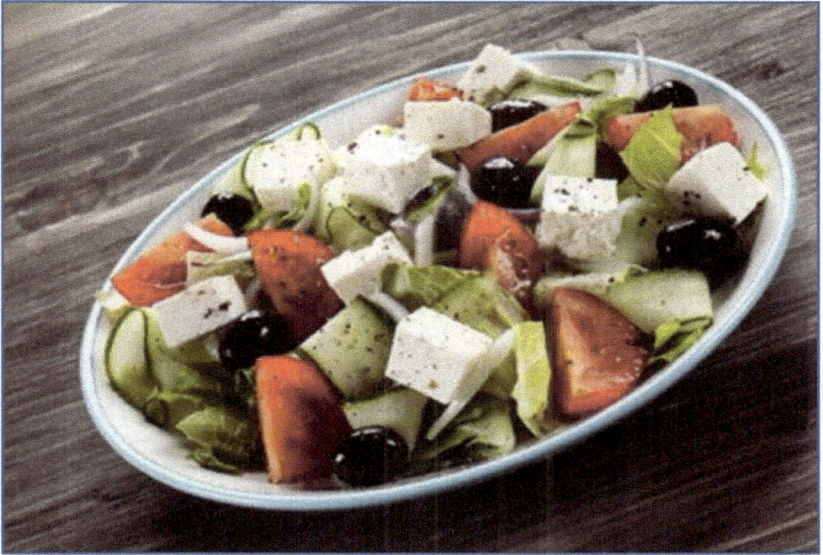

Porciones: 4

## INGREDIENTES

- 1 pieza de cebolla pequeña
- 1 premio de sal condimentada
- 4 piezas    Aceitunas
- 3 cucharadas de aceite de oliva
- 1 pieza de pepino
- 50 GRAMOS    Queso de oveja
- 2 piezas    Tomates

## para la vinagreta

- 2 TL  sal
- 1 TL  azúcar
- 1 chupito de vinagre
- 200 ml de agua

## PREPARACIÓN

1. Lavar los tomates y cortarlos en gajos.
2. Lava el pepino y córtalo en tiras largas y finas.
3. Cortar la cebolla en aros finos y mezclar con las verduras cortadas.
4. Vierta 3 cucharadas de aceite de oliva sobre él, así como la vinagreta mezclada, luego mezcle todo y sazone con sal de hierbas.
5. Ahora puedes añadir a la ensalada las aceitunas deshuesadas y el queso de oveja triturado.

# ENSALADA DE PAPAS

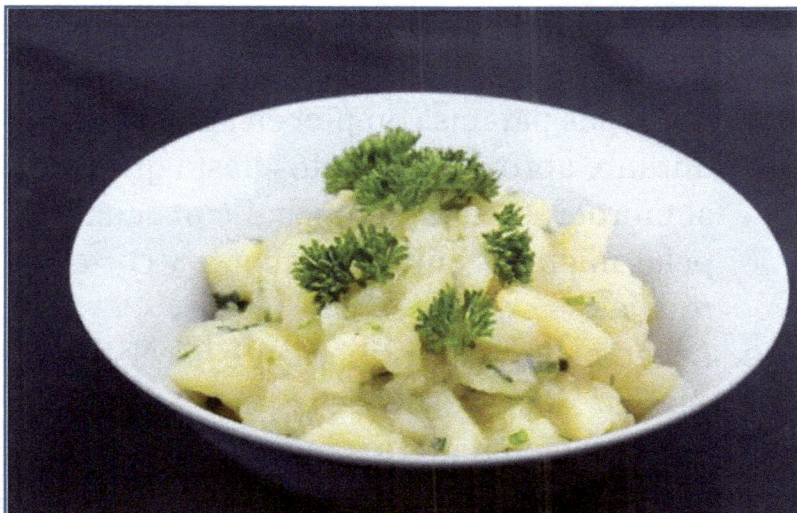

Porciones: 4

## INGREDIENTES

- 400 g de patata (grasosa)
- 100 g de cebollas (finamente picadas)
- para el adobo
- 1 cucharada de mostaza de Dijon
- 5 cucharadas de aceite de maíz
- 120 ml de sopa de ternera (tibia)
- 5 cucharadas de vinagre de Hespérida
- 1 TL  Sal (eliminado)

- 2 TL  Azúcar (eliminado)
- 80 ml de agua (tibia)
- 

## PREPARACIÓN

1. Cuece las patatas con piel en agua con sal durante aprox. 40 minutos hasta que esté firme al morder, escurrir, enjuagar con agua fría, pelar mientras aún está caliente y cortar en rodajas.
2. Luego pelar y picar finamente la cebolla y agregar a las rodajas de papa.
3. Mezclar bien todos los ingredientes de la marinada en un bol, verter sobre las patatas todavía tibias y dejar reposar unos 30 minutos.

# SLAW EN FRÍO

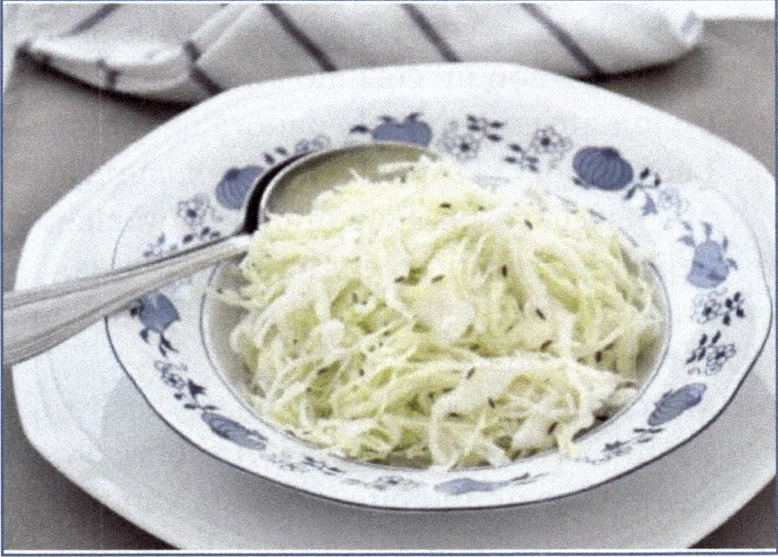

Porciones: 6

## INGREDIENTES

- 1 kpf  repollo blanco
- 3 cucharadas de sal
- 2 TL  pimienta
- 150 ml de agua mineral
- para el adobo
- 6 cucharadas de aceite
- 4 cucharadas de vinagre de hierbas
- 1 cucharada de azúcar
- 1 TL  Carvi

## PREPARACIÓN

1. Retire las hojas exteriores de la cabeza de la col, corte el tallo y corte la col en cuartos. Cortar en tiras finas con un cuchillo afilado o rallar finamente con una rebanadora de cocina.
2. Luego poner el repollo en un bol, agregar mucha sal, verter agua mineral por encima y dejar reposar durante unos 30 minutos.
3. Luego, elimine el exceso de agua y exprima bien la hierba con las manos.
4. Mezcle una marinada de vinagre, aceite, azúcar y semillas de alcaravea y vierta sobre el repollo. Sazone con abundante pimienta y mezcle bien.
5. Cubre la ensalada de col y déjala reposar en el frigorífico durante unas horas.

# ENSALADA DE ZANAHORIA

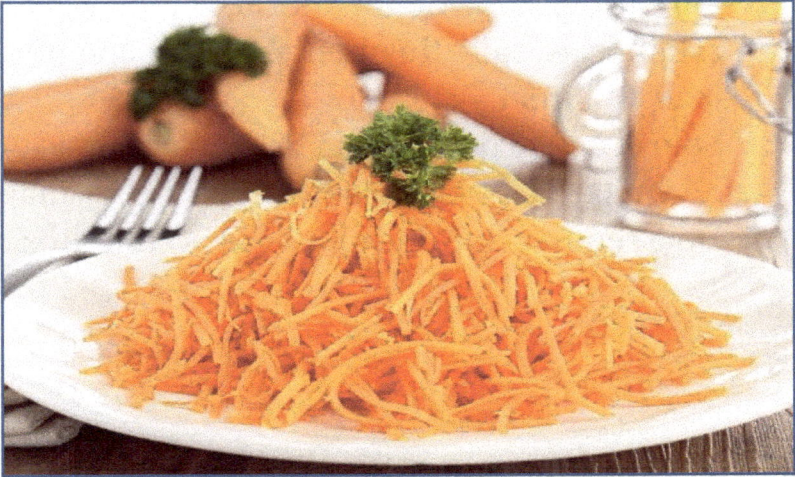

Porciones: 4

## INGREDIENTES
- 400 g de zanahorias
- 1 TL  cariño
- 0,5 piezas de jugo de limón

Para la vinagreta
- 1 chupito de aceite
- 100 ml de agua
- 0,5 TL de sal
- 1 chupito de vinagre (ligero, a tu elección)

## PREPARACIÓN

1. Para la ensalada de zanahoria, cepille y lave las zanahorias, ralle finamente, sazone con miel y jugo de limón.
2. Solo el aceite por encima y la vinagreta.
3. La vinagreta se elabora con agua, sal y vinagre.
4. Deje reposar durante al menos 30 minutos.

# ENSALADA DE PASTA FRÍA

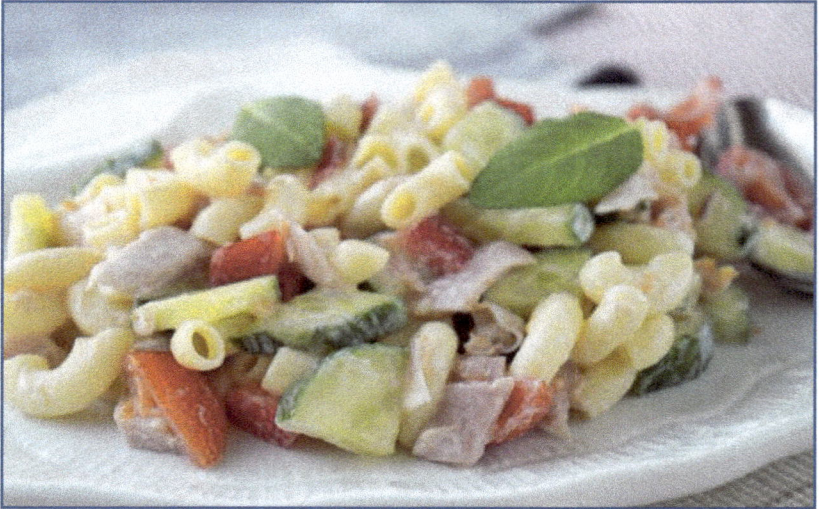

Porciones: 4

## INGREDIENTES

- 2 piezas    Pimentón (de color)
- 3 piezas    Tomates
- 1 PC  pepino
- 400 g de jamón
- 400 g de pasta
- 0.5 tazas de yogur
- 0.5 tazas de crema agria
- 0,5 TL de sal
- 1 premio Pimienta del molinillo)

- 1 chupito de vinagre
- 

**PREPARACIÓN**

1. Para la ensalada de pasta fría, primero cuece la pasta en una sartén con agua con sal hasta que esté firme al bocado, luego cuela y refrigera.
2. Mientras tanto, lave, limpie y pique los tomates, pimientos y pepinos.
3. También corta el jamón en tiras finas.
4. Pon las verduras, la pasta y el jamón en un bol.
5. Mezcle la crema agria, el yogur, la sal, la pimienta y el vinagre en un aderezo y vierta sobre la ensalada. Mezclar todo bien.

# ENSALADA DE PEPINO CON CREMA AGRIA

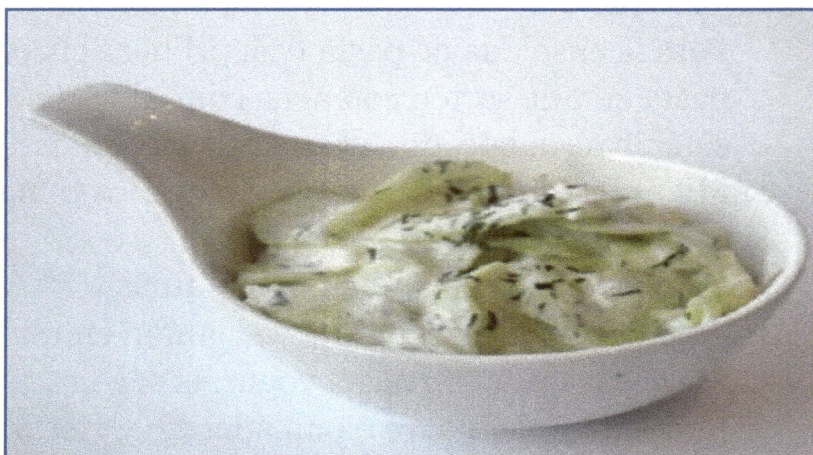

Porciones: 4

## INGREDIENTES

- 2 piezas    Pepinos
- 1 taza de crema agria
- 1 cucharada de aceite
- 4 cucharadas de vinagre balsámico
- 1 PC   cebolla
- 2 piezas    Dientes de ajo
- 1 eneldo de la Federación
- 1 premio de sal

## PREPARACIÓN

1. Cortar el pepino pelado en rodajas, colocar en un bol, sazonar con sal y dejar reposar unos 20 minutos.
2. Luego exprime bien el pepino y colócalo en una ensaladera.
3. Picar finamente el eneldo y picar el ajo y la cebolla pelados.
4. Para el aderezo, mezcle la crema agria, el vinagre, el aceite, la cebolla, el ajo y el eneldo y vierta sobre el pepino.
5. Revuelva y deje reposar durante unos 10 minutos.

# ENSALADA DE ATÚN

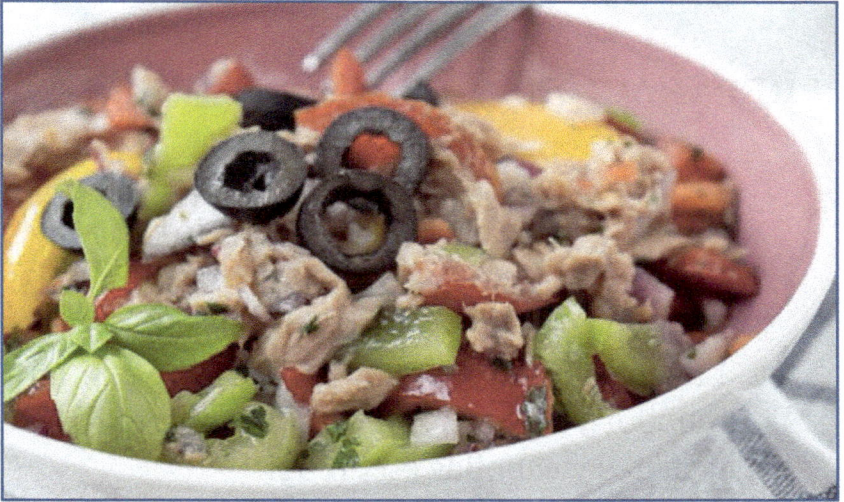

Porciones: 2

## INGREDIENTES

- 1 lata de atún
- 1 pieza de pimientos rojos
- 1 pieza de pimientos verdes
- 200 g de tomates de cóctel
- 0,5 piezas de cebolla roja
- 0.5 perejil federado

## Para el aderezo
- 2 cucharadas de jugo de limón
- 3 cucharadas de aceite de oliva

- 1 premio de sal
- 1 premio de pimiento
- 1 chupito de agua
- 

## PREPARACIÓN

1. Primero lavar, quitar el corazón y cortar los pimientos morrones en rodajas finas.
2. Lave los tomates y córtelos por la mitad.
3. Pelar la cebolla y cortarla en aros finos.
4. Luego colar el atún, dividir la carne con un tenedor y mezclar bien con los pimientos, tomates y cebollas en un bol.
5. Para el aderezo 1 mezclar bien un poco de agua, jugo de limón, aceite, sal y pimienta y marinar la ensalada con él.
6. Por último, lavamos el perejil, lo troceamos finamente y lo espolvoreamos sobre la ensalada de atún.

# ENSALADA DE ARROZ

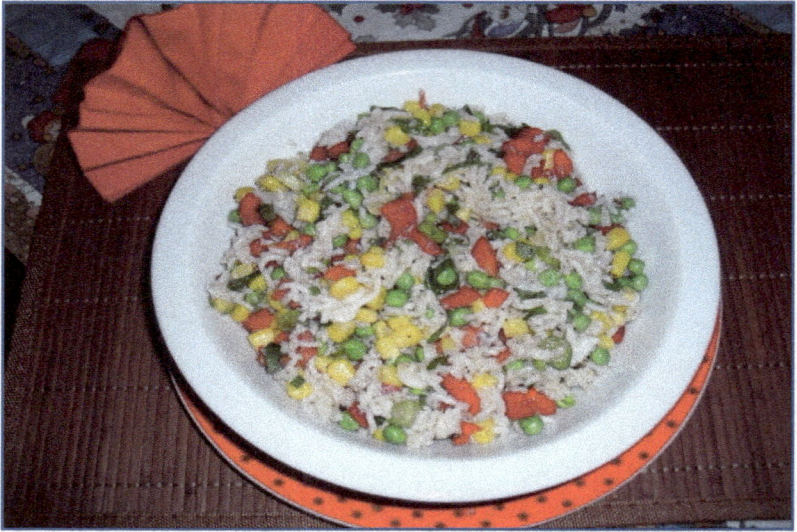

Porciones: 6

## INGREDIENTES

- 300 g de arroz de grano largo
- 80 G  Guisantes, frescos o congelados
- 3 piezas      Cebolletas, en aros
- 1 PC  pimientos verdes finamente picados
- 1 PC  pimientos rojos finamente picados
- 300 g de granos de maíz enlatados
- 15 G  Menta, triturada

**Para el aderezo**

- 1 PC   Diente de ajo (triturado)
- 125 ml de aceite de oliva (nativo)
- 2 cucharadas de jugo de limón
- 1 TL   azúcar
- 1 premio de pimiento
- 1 premio de sal
- 

## PREPARACIÓN

1. Para la ensalada de arroz, hierva el agua en una cacerola grande y agregue el arroz.
2. Lleve a ebullición y cocine a fuego lento durante 12-15 minutos, hasta que el arroz esté firme al picar.
3. Escurrir y dejar enfriar.
4. Hervir los guisantes durante aprox. 2 minutos en una cacerola pequeña con agua hirviendo. Enjuagar con agua fría y escurrir bien.
5. Para el aderezo, mezcle el aceite, el jugo de limón, el ajo y el azúcar en un tazón pequeño y mezcle bien. Sazone al gusto con sal y pimienta negra recién molida.
6. Coloque el arroz, los guisantes, las cebolletas, el pimiento, el maíz y la menta en un tazón grande. Agrega el aderezo y mezcla bien.
7. Tapar y meter en el frigorífico durante 1 hora.
8. Luego transfiéralo a una ensaladera.

# COLESLAW CALEFACTADO

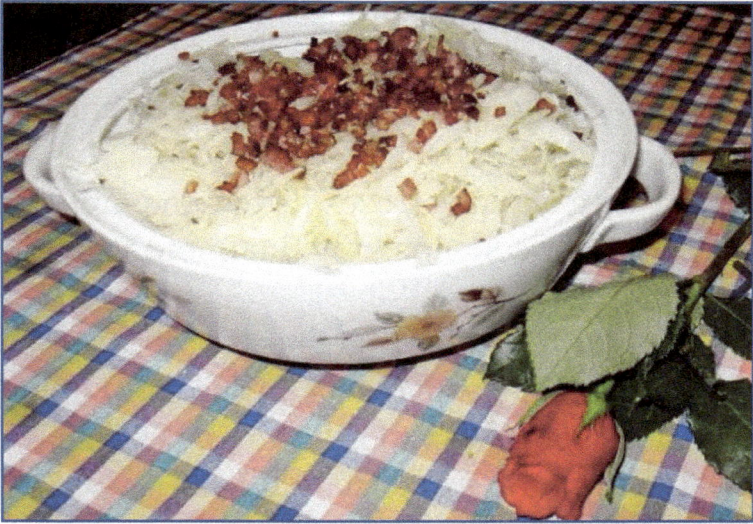

Porciones: 2

## INGREDIENTES

- 1 chupito de vinagre
- 100 g de tocino
- 1 kpf  repollo blanco
- 1 cucharada de azúcar
- 1 PC   cebolla
- 1 premio semilla de alcaravea
- 1 premio de pimiento
- 1 premio de sal

# PREPARACIÓN

1. Para la ensalada de col, retire el tallo del repollo y córtelo en fideos finos.
2. Luego sofreír el tocino en un cazo, espolvorear el azúcar por encima y dejar que se caramelice un poco.
3. Reserva algunos trozos de tocino para decorar.
4. Desglasar con vinagre y finalmente añadir la col.
5. Mezclar todo bien, agregar las especias.
6. Vierta agua hasta que la hierba esté cubierta. Luego cocine al vapor hasta que esté suave.
7. Revuelva de vez en cuando.
8. Ponga la ensalada en un bol, agregue unos trozos de tocino encima como decoración y sirva.

# WURSTSALAT COLORIDO

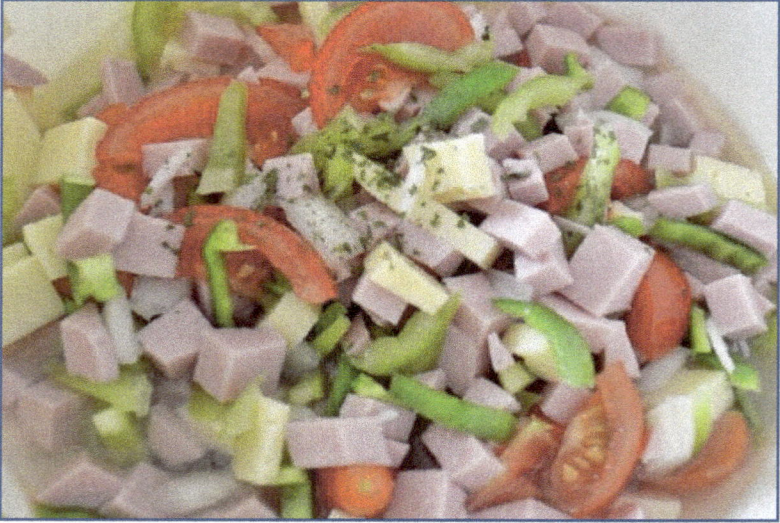

Porciones: 2

## INGREDIENTES

- 3 cucharadas de vinagre de sidra de manzana
- 1 cucharada de aceite (preferiblemente aceite de semilla de calabaza)
- 1 TL   Mostaza de estragón
- 2 piezas     Vejestorio
- 1 PC   Cebolla mediana
- 1 PC   Pimentón (amarillo)
- 2 piezas     Tomates

- 2 piezas    Huevos (duros)
- 1 PC   Pimentón (verde)
- 1 cucharada de cebollino
- 1 premio de azúcar
- 1 premio de pimiento
- 1 premio de sal
- 

## PREPARACIÓN

1. Las galletas se cortan en rodajas lo más finas posible.
2. Ahora agregue la cebolla picada, los pimientos cortados en tiras y los tomates cortados en gajos.
3. Sazone con sal, pimienta y azúcar.
4. Finalmente añadir el vinagre de manzana y, dependiendo de la acidez del vinagre, un poco de agua y 1 cucharadita de estragón, mezclar bien.
5. Finalmente añadir el aceite, volver a mezclar y decorar con cebollino recién picado y huevos duros (cortados en rodajas o gajos).

# ENSALADA MIXTA

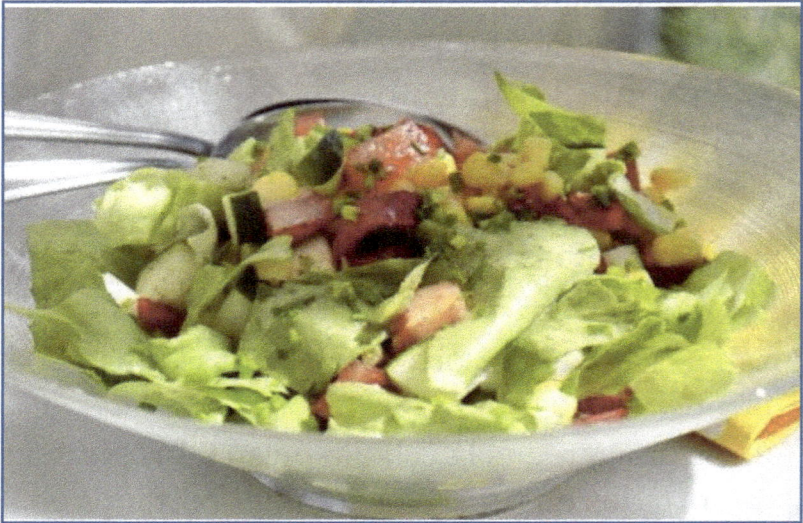

Porciones: 4

## INGREDIENTES

- 1 kpf  ensalada verde
- 1 PC   Pepino
- 4 piezas     Tomates
- 2 piezas     pimenton
- 1 lata de maíz
- 3 cucharadas de aceite
- 6 cucharadas de vinagre
- 1 premio de sal
- 1 premio de pimiento

- 1 cucharada de mostaza
- 

## PREPARACIÓN

1. Retirar el tallo de la lechuga verde, arrancar las hojas individualmente y lavarlas bien. Lave el pepino, los tomates y los pimientos.
2. Corta las hojas de lechuga en trozos pequeños. Cortar el pepino por la mitad a lo largo y cortar en dados.
3. Corta los tomates en trozos pequeños.
4. Retire el corazón del pimiento y córtelo también en cubos.
5. Ponga las verduras en un bol grande, sazone con sal y revuelva bien.
6. Escurre el maíz enlatado en un colador y agrégalo al bol.
7. Mezcle un aderezo de aceite, vinagre, mostaza, sal y pimienta.
8. Vierta sobre la ensalada, revuelva bien y deje reposar unos minutos.

# ENSALADA DE PEPINO

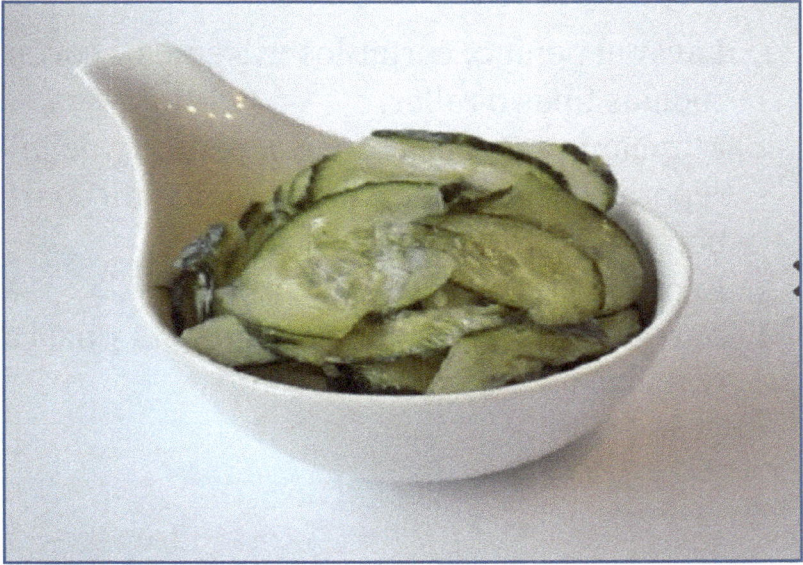

Porciones: 3

## INGREDIENTES

- 1 PC  Pepino
- 0,5 TL de sal
- 1 premio pimiento ajo
- 3 cucharadas de vinagre de sidra de manzana
- 3 cucharadas de aceite de girasol
- 1 cucharada de azúcar

## PREPARACIÓN

1. Lavar el pepino, cortar los extremos y cortar en rodajas finas o rallar.
2. Mezclar la sal en las rodajas. pepino y dejar reposar durante aproximadamente un cuarto de hora.
3. Exprime el pepino y tira el agua.
4. Agrega vinagre, aceite, ajo, pimienta y azúcar y revuelve todo bien.

# ENSALADA DE REMOLACHA ROJA CON CABALLO

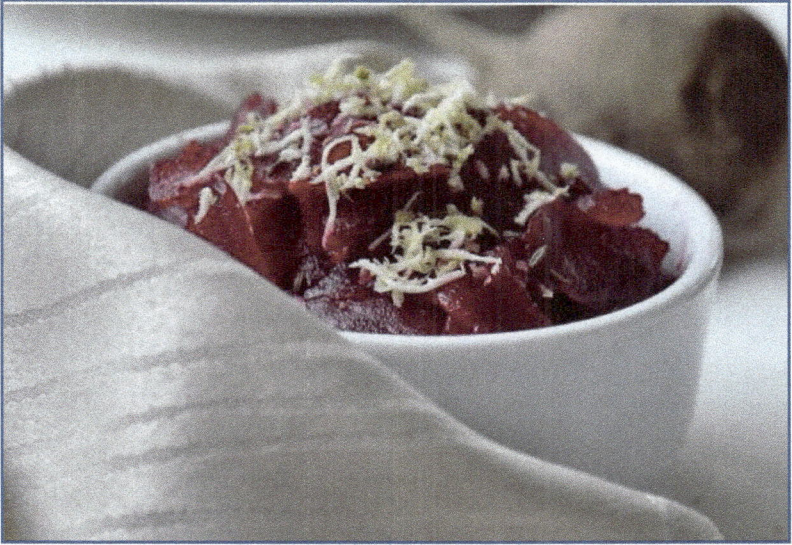

Porciones: 4

## INGREDIENTES

- 0,5 kg de remolacha
- 0.5 taza de vinagre
- 1 cucharada de sal
- 1 cucharada de azúcar
- 1 cucharada de semillas de alcaravea
- 3 cucharadas de rábano picante (rallado)

## PREPARACIÓN

1. Cuece las remolachas en una cacerola con agua durante una hora hasta que estén blandas.
2. Luego pela y corta en hojas.
3. Llevar a ebullición el vinagre con un poco de agua, sal y azúcar. Espolvorear las semillas de alcaravea sobre las remolachas, verter el adobo sobre ellas y dejar reposar unas horas. Espolvorea la ensalada con rábano picante recién rallado antes de servir.

# ENSALADA WALDORF

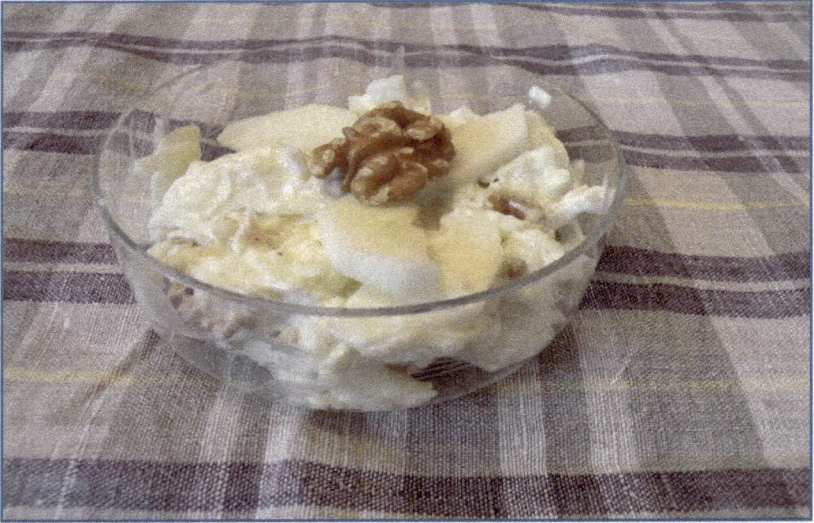

Porciones: 4

## INGREDIENTES

- 4 piezas    Manzanas
- 200 g de nueces
- 1 PC  Bulbo de apio
- 1 PC  Jugo de limon)
- 100 g de mayonesa semigrasa
- 125 g de crema agria
- 1 cucharada de azúcar
- 1 premio de pimiento
- 1 premio de sal

## PREPARACIÓN

1. Limpiar, pelar, lavar, cortar en cuartos y hervir brevemente sobre el apio.
2. Luego ralle en trozos grandes el apio cocido.
3. Pelar, cortar en cuartos, quitar el corazón y cortar las manzanas en rodajas.
4. Picar las nueces en trozos grandes y mezclar bien con el jugo de limón, la sal, el azúcar y la pimienta.
5. Finalmente, agregue la mayonesa y la crema agria.
6. Luego ponga toda la mezcla en un lugar fresco.

# ENSALADA KOHLRABI CON MANZANAS

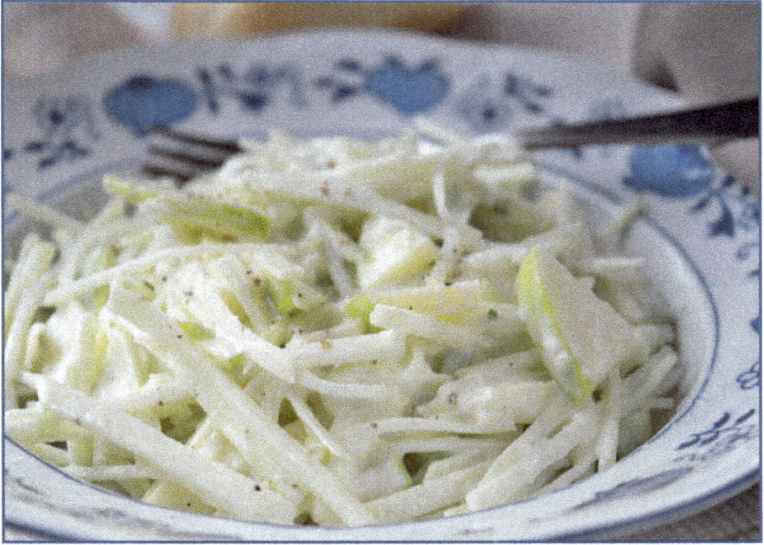

Porciones: 4

## INGREDIENTES

- 0.5 tazas de crema agria
- 1 PC   cebolla
- 0.5 perejil federado
- 1 PC   Limones (jugo)
- 1 cucharada de miel
- 800 g de colinabo
- 2 piezas    Manzanas
- 1 premio de pimiento
- 1 premio de sal

## PREPARACIÓN

1. Pelar las manzanas y el colinabo y rallar finamente. Pelar las cebollas y cortarlas en trozos finos.
2. Lavar, escurrir y picar el perejil.
3. Mezcle jugo de limón, miel, sal, pimienta y crema agria en un aderezo.
4. Vierta la salsa sobre la ensalada y mezcle bien.

# ENSALADA PAK CHOI

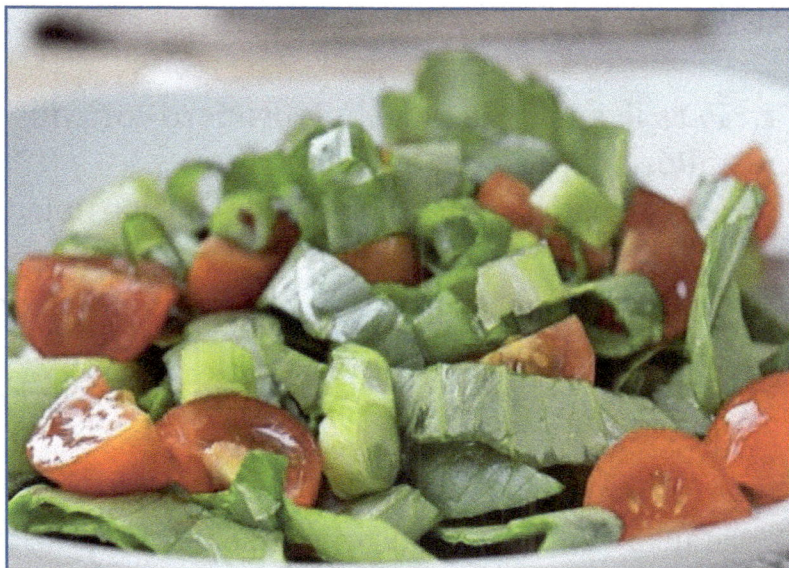

Porciones: 2

## INGREDIENTES

- 4 Stg Pak choi
- 2 piezas     Tomates
- 3 piezas     Cebolleta
- 3 piezas     pimientos picantes
- 1 cucharada de vinagre balsámico (blanco)
- 1 premio de sal
- 1 premio de pimiento
- 1 premio de azúcar
- 3 cucharadas de aceite de girasol

- 1 cucharada de aceite de sésamo

## PREPARACIÓN

1. Para la ensalada pak choi, primero corte los tallos del pak choi en cubos de aproximadamente un centímetro y las hojas en trozos del tamaño apropiado. Lavar y descorazonar los tomates y cortarlos en trozos de un centímetro.
2. Lavar las cebolletas y los pimientos y cortar en aros.
3. Ahora mezcle el vinagre, la sal, la pimienta y el azúcar. Vierta enérgicamente el aceite de girasol con un tenedor.
4. Luego agregue brevemente el aceite de sésamo. Mezcle los ingredientes de la ensalada.
5. Vierta la marinada encima y dóblela brevemente.

# ENSALADA DE TOMATE

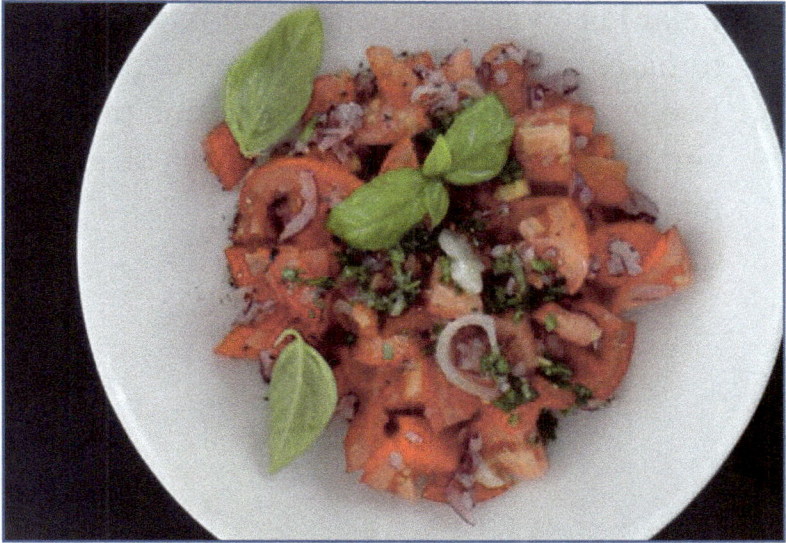

Porciones: 1

## INGREDIENTES

- 1 cucharada de albahaca
- 3 cucharadas de aceite de oliva
- 1 premio de sal
- 3 piezas    Tomates
- 1 PC   cebolla
- 1 chupito de jugo de limón
- 1 chupito de vinagre
- 1 premio de azúcar

## PREPARACIÓN

1. Corta los tomates en rodajas (o gajos).
2. Pelar la cebolla, cortarla en cubos y añadir a los tomates con la albahaca finamente picada.
3. Luego agrega el aceite de oliva, una pizca de vinagre, jugo de limón y una pizca de azúcar, mezcla bien y sazona con sal.

# ENSALADA CÉSAR

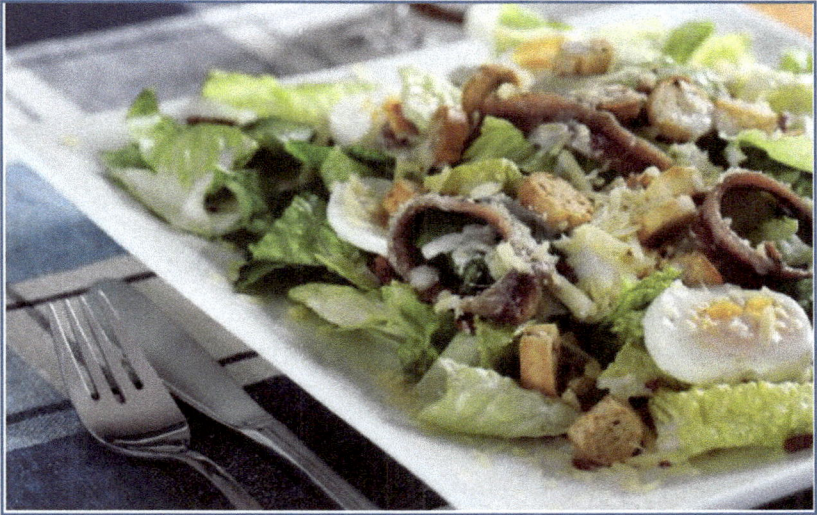

Porciones: 4

## INGREDIENTES

- 1 PC  Baguette, para los picatostes
- 2 cucharadas de aceite de oliva, para los picatostes
- 1 pieza de diente de ajo, para los picatostes
- 4 piezas    Filetes de anchoa
- 1 PC  Dientes de ajo
- 20 G  Parmesano recién rallado
- 1 cucharada de vinagre de vino tinto
- 1 TL  mostaza picante

- 80 ml de aceite de oliva
- 1 kpf  lechuga romana
- 1 premio de pimiento
- 2 piezas    Yema
- 2 piezas    cebolla

## PREPARACIÓN

1. Para los picatostes, corte la baguette en cubos pequeños.
2. Calentar el aceite en una sartén grande.
3. Pele y exprima el diente de ajo y revuelva con el aceite. Baje el fuego y agregue los cubos de baguette a la sartén. Dorar ligeramente por todos lados, revolviendo constantemente.
4. Luego deja enfriar en un plato.
5. Para el aderezo, corte las 2 anchoas en trozos pequeños y pique los dientes de ajo en trozos grandes.
6. Mezcle las anchoas, el ajo, el parmesano, el vinagre, la mostaza y las yemas de huevo en un recipiente alto y estrecho con una batidora de mano. Agregue el aceite en un chorro fino, revolviendo más hasta que se forme una salsa cremosa. Sazone al gusto con pimienta.
7. Limpiar y lavar la lechuga romana. Arranca las hojas en trozos pequeños. Cortar el filete de anchoa en tiras estrechas.

# ENSALADA CLÁSICA DE PEPINO

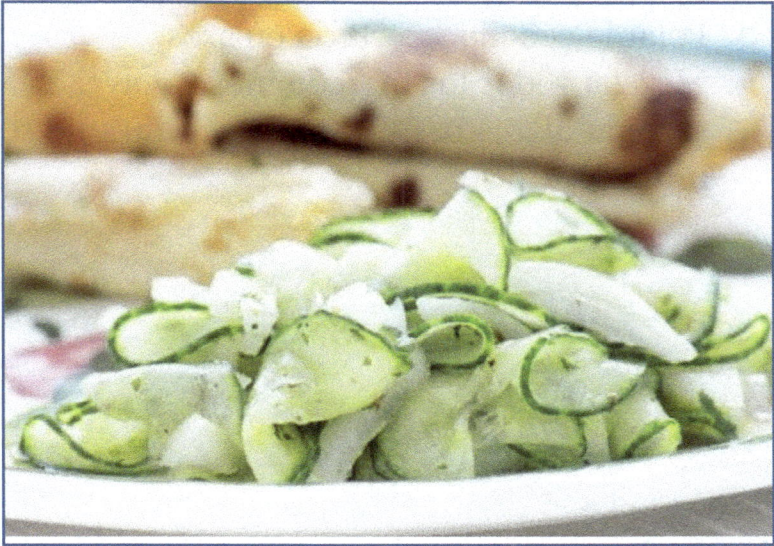

Porciones: 4

## INGREDIENTES

- 2 piezas    Pepino
- 1 pieza de cebolla
- 15 G  azúcar
- 1 TL  sal
- 4 cucharadas de aceite
- 4 cucharadas de vinagre

## PREPARACIÓN

1.  Lava el pepino y córtalo en rodajas.
2.  Pelar la cebolla y cortarla en aros.
3.  Mezclar todos los ingredientes y volver a sazonar al gusto. Déjelo reposar durante 10 minutos.

# ENSALADA VITAL

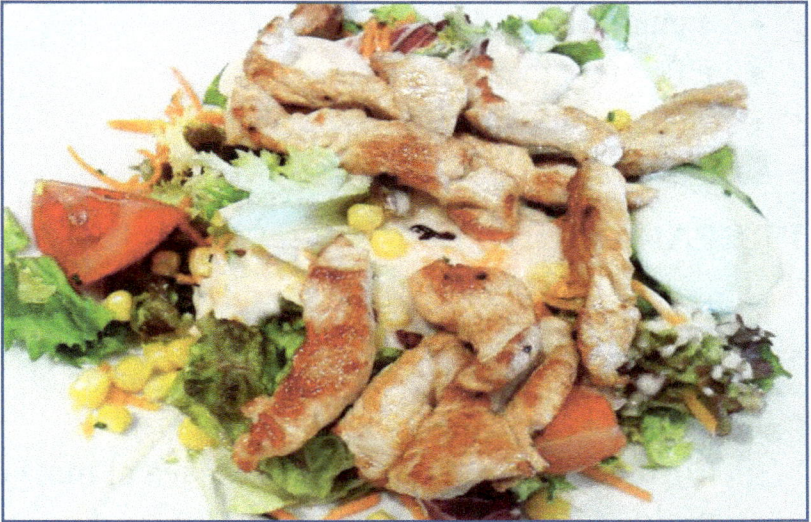

Porciones: 4

## INGREDIENTES

- 1 lata de maíz
- 6 piezas de tomates para cóctel
- 1 pieza de ensalada de endivias
- 2 piezas de zanahoria
- 1 pieza de pepino
- 1 kg de carne de pavo
- 1 cucharada de pimentón en polvo
- 1 chupito de aceite de oliva

## Ingredientes para el aderezo

- 1 chupito de aceite de oliva
- 4 cucharadas de yogur
- 1 TL  mostaza
- 2 cucharadas de vinagre balsámico

## PREPARACIÓN

1. Lava y recoge la lechuga.
2. Rallar la zanahoria en tiras finas, cortar el pepino en rodajas.
3. Corta los tomates en cuartos y saca el maíz del molde y enjuaga con agua fría.
4. Mezcle el aderezo elaborado con yogur, aceite de oliva, mostaza y vinagre balsámico en un bol y déjelo reposar. (aproximadamente 20-30 min.)
5. Mientras tanto, corta la carne en tiras, sazona con sal y pimienta y sazona con una pizca de pimentón rojo en polvo.
6. Calentar el aceite de oliva en una sartén y freír la carne durante unos minutos.
7. Acomoda las hojas de lechuga en platos, coloca las verduras cortadas encima y vierte el aderezo sobre ellas.
8. Simplemente ponga la carne en la ensalada y sírvala con pan blanco.

# LECHUGA ICEBERG CON YOGURT

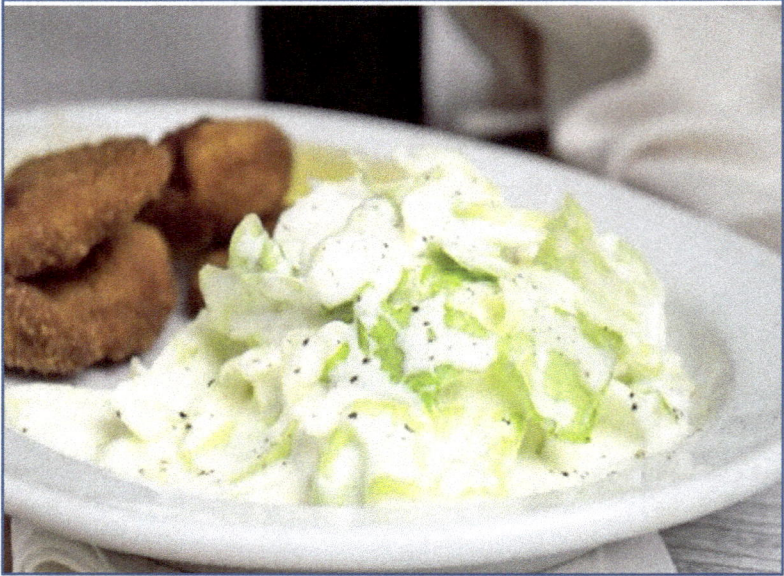

Porciones: 4

## INGREDIENTES

- 1 taza de yogur
- 1 PC   Lechuga iceberg
- 2 cucharadas de jugo de limón
- 2 cucharadas de aceite de oliva
- 1 premio de azúcar
- 1 premio de pimiento
- 1 premio de sal

## PREPARACIÓN

1. Dividir la lechuga, arrancarla en trozos pequeños y luego lavarla bien. Drenar.
2. Para el aderezo, mezcle bien los ingredientes restantes en un bol.
3. Mezclar bien el aderezo con la ensalada.

# MOZZARELLA SOBRE TOMATE CAPRESE

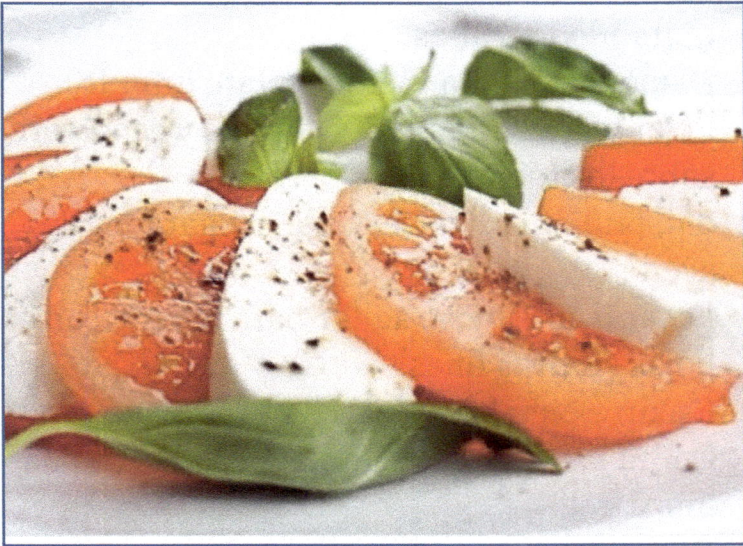

Porciones: 4

## INGREDIENTES

- 1 chupito de vinagre balsámico
- 1 albahaca de la Federación
- 3 piezas     diente de ajo
- 300 g de queso mozzarella
- 4 cucharadas de aceite de oliva
- 4 piezas     tomates bistec maduros
- 1 premio de pimiento
- 1 premio de sal

# PREPARACIÓN

1. Lavar los tomates y cortarlos en rodajas, quitando los tallos.
2. Disponga en una fuente o plato grande.
3. Pelar y picar finamente los ajos y espolvorear sobre los tomates.
4. Sal, pimienta y rocíe con 2 cucharadas de aceite.
5. Lavar la albahaca, agitar para secar y cortar las hojas en tiras finas.
6. Escurre bien la mozzarella y córtala en rodajas. Cubra las rodajas de tomate con las rodajas de mozzarella.
7. Rocíe con el aceite de oliva restante y sirva espolvoreado con albahaca.
8. Basta con vinagre balsámico para que todos puedan rociar un poco la mozzarella a su gusto.

# ENSALADA DE RÁBANOS

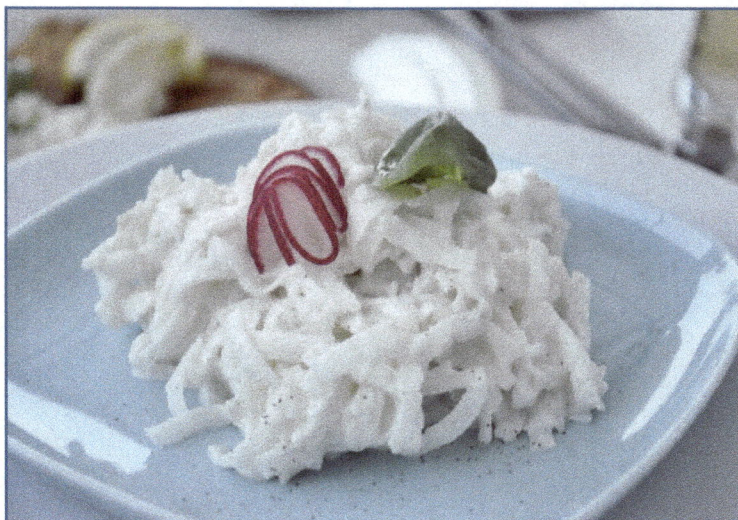

Porciones: 4

## INGREDIENTES

- 500 g de rábano
- 250 ml de crema agria
- 2 cucharadas de vinagre
- 1 sal TL

## PREPARACIÓN

1. El rábano se debe rallar toscamente y luego mezclar con el vinagre, la nata y la sal.

# ENSALADA DE COL

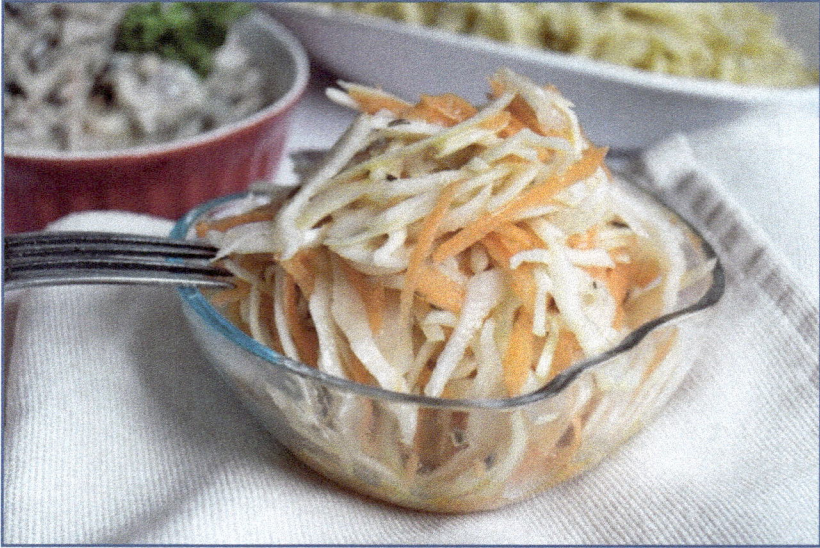

Porciones: 4

## INGREDIENTES

- 350 g de col blanca
- 3 piezas    Zanahorias
- 1 TL   sal
- 1 premio de pimiento
- 1 TL   Carvi

## Ingredientes para la marinada

- 3 cucharadas de aceite
- 2 cucharadas de vinagre
- 1 premio de azúcar

- 1 premio de sal
- 1 TL   Mostaza medio picante
- 

## PREPARACIÓN

2. Limpiar y cortar la col blanca en rodajas.
3. Lavar en un colador y escurrir. Pelar las zanahorias y cortarlas en bolígrafos.
4. Mezcle el repollo y las zanahorias, sazone con sal y revuelva bien. Déjelo reposar durante 1 hora.
5. Mezcle el aceite, el vinagre, la mostaza, el azúcar, la pimienta y la sal hasta obtener una marinada.
6. Exprima el repollo y las zanahorias, deseche el líquido resultante.
7. Vierta la marinada sobre el repollo y las zanahorias, mezcle bien y espolvoree con semillas de alcaravea.
8. Déjelo reposar durante otra media hora.

# ENSALADA DE TOMATE CON CEBOLLA

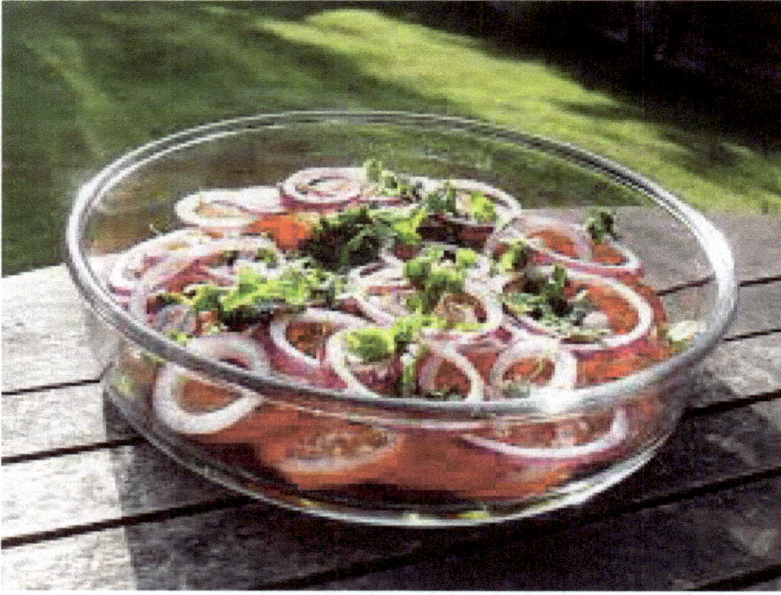

Porciones: 4

## INGREDIENTES

- 7 cucharadas de aceite de oliva
- 4 cucharadas de vinagre
- 1 premio de sal
- 1 PC  cebolla
- 10 piezas de tomates

## PREPARACIÓN

1.  Para la ensalada de tomate con cebolla, primero lavar los tomates, secarlos, quitarles el tallo y cortarlos en rodajas.
2.  Ahora pela la cebolla y córtala en aros.
3.  Poner en un bol y mezclar con sal, vinagre y aceite. Agrega las rodajas de tomate y dóblalas con cuidado.

# ENSALADA DE PASTA A LA CASA

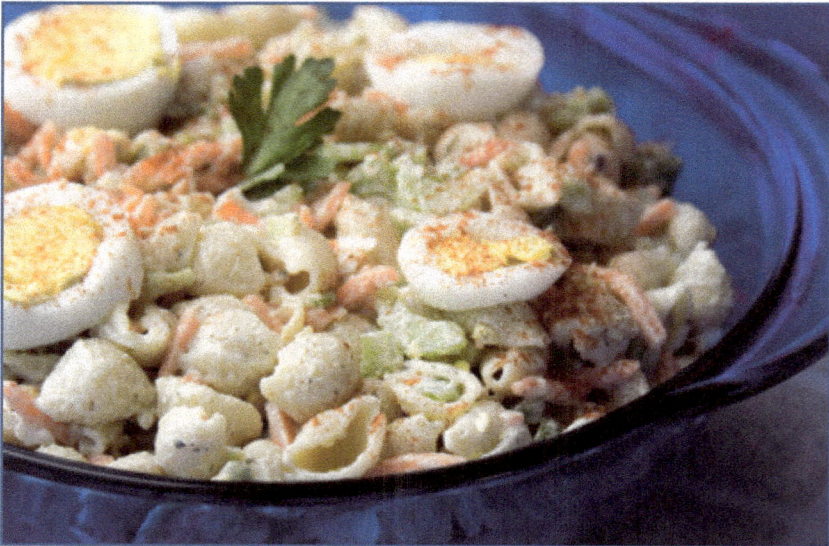

Porciones: 4

## INGREDIENTES

- 500 g de pasta
- 1 lata de guisantes
- 1 lata de champiñones
- 1 PC   Pimientos (rojos o amarillos)
- 4 piezas     Huevos
- 3 piezas     pepinillos en vinagre
- 1 tazas     yogur
- 3 cucharadas de agua de pepino (de los pepinillos)

- 1 taza de crema fresca
- 1 premio de pimiento
- 1 premio de sal
- 

## PREPARACIÓN

1. Cocine la pasta en agua con un poco de sal hasta que esté al dente.
2. Huevos duros.
3. Enjuague la pasta y los huevos con agua fría y colóquelos en un tazón grande.
4.  Agrega los guisantes y los champiñones.
5. Corta el pepino en rodajas finas. Pica finamente el pimentón.
6. Agrega ambos al resto y mezcla todo bien.
7. Mezcle el yogur con Creme Fresh y dos o tres cucharadas de agua de pepino en un recipiente extra.
8. Sazone al gusto con pimienta y sal.
9. Luego mezcle gradualmente la salsa con el resto de los ingredientes.

# ENSALADA OLIVIER

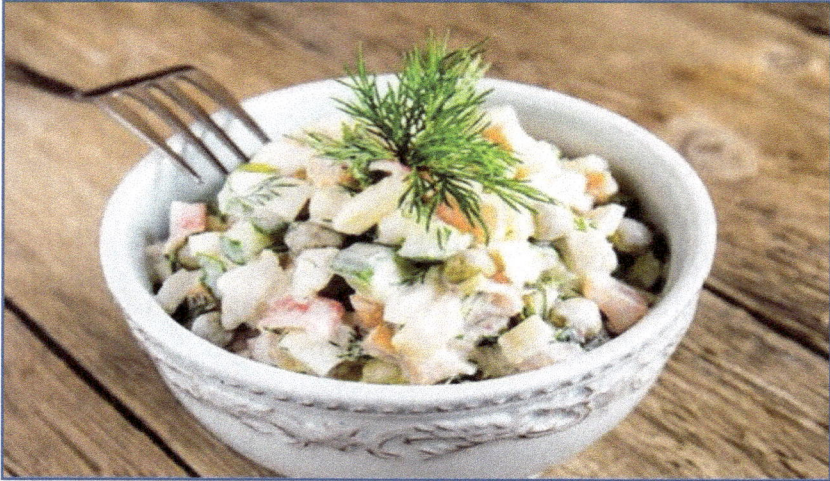

Porciones: 4
## INGREDIENTES

- 300 g de pollo (frito)
- 300 g de patatas
- 150 G Zanahorias
- 150 G cebolla
- 100 G Pepinillo
- 400 g de guisantes
- 3 piezas    huevos duros
- 1 PC   Manzana (amarga)
- 150 ml de mayonesa
- 1 premio de pimiento
- 1 premio de sal

## PREPARACIÓN

1. Para la ensalada Olivier, primero hierve las patatas (con piel) y las zanahorias en agua (aprox. 20 minutos).
2. Mientras tanto, corta el pollo cocido en trozos pequeños.
3. Ahora hierve los huevos (aprox. 10 min.), Déjalos enfriar, pela y pica finamente.
4. Pelar las cebollas y cortarlas en trozos finos.
5. Pelar las patatas cocidas y ligeramente enfriadas y cortarlas en cubos pequeños.
6. Luego pele y descorazone la manzana y córtela en cubos pequeños.
7. También corte los encurtidos en cubos finos o en rodajas.
8. Por último, poner todos los ingredientes en un bol, escurrir y agregar los guisantes, mezclar bien con la mayonesa.

# ENSALADA DE PATATAS CON MAYONESA

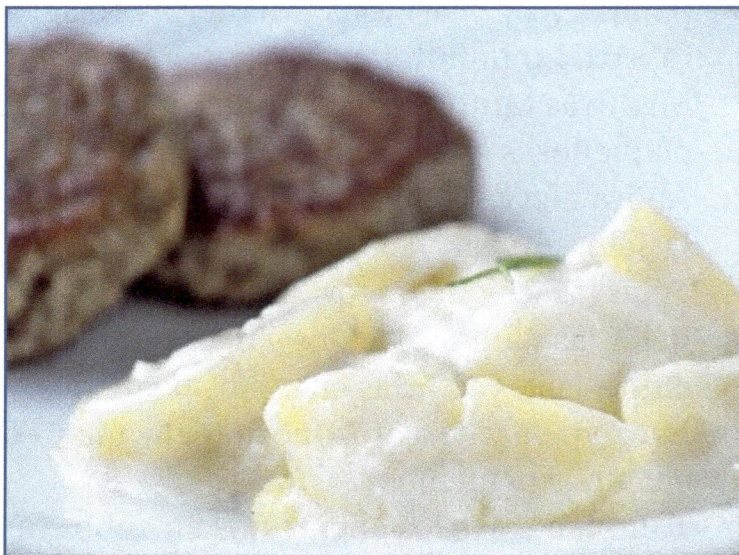

Porciones: 4

## INGREDIENTES

- 600 g de patatas
- 1 pieza de cebolla
- 200 g de mayonesa
- 3 cucharadas de vinagre
- 2 cucharadas de crema agria
- 1 TL  sal
- 1 premio Pimienta del molinillo)

## PREPARACIÓN

1. Para la ensalada de papas con mayonesa, primero cuece las papas en una cacerola con agua con sal hasta que estén blandas.
2. Dejar enfriar un poco, pelar y cortar en rodajas. Ponlo en un bol.
3. Mientras tanto, pelar y picar finamente la cebolla, agregar a las patatas.
4. Para el aderezo, mezcle la mayonesa, el vinagre, la crema agria, la sal y la pimienta.
5. Vierta sobre la ensalada y revuelva suavemente.

# ENSALADA DE CALABACIN

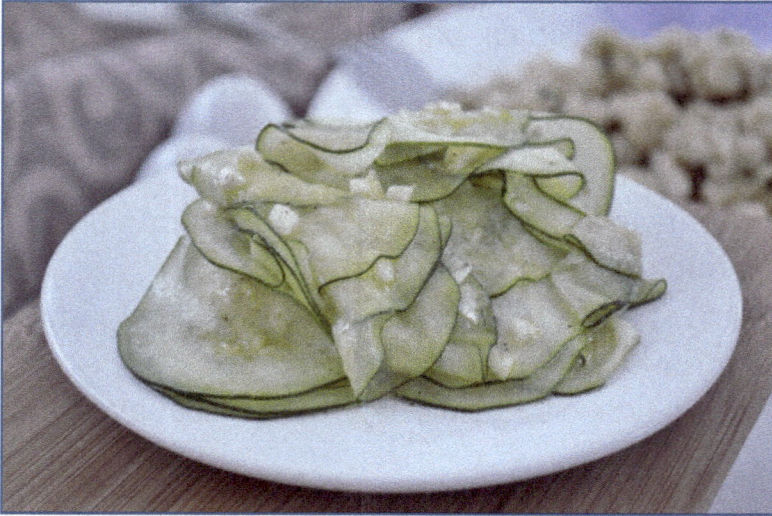

Porciones: 4

## INGREDIENTES

- 1 PC   calabacín
- 3 piezas     Dientes de ajo
- 3 cucharadas de vinagre
- 3 cucharadas de aceite
- 1 TL   sal
- 1 premio de pimiento

## PREPARACIÓN

1. Lavar el calabacín y cortar a lo largo sin pelar, quitar las piedras si es necesario.
2. Luego corte el calabacín en rodajas o córtelo en palitos finos. Pelar el ajo y picarlo en rodajas finas.
3. Mezclar el vinagre, el ajo, el aceite y las especias en un bol y agregar el calabacín rallado, mezclar y refrigerar por 1 hora aproximadamente.

# VESTIMENTA AMERICANA

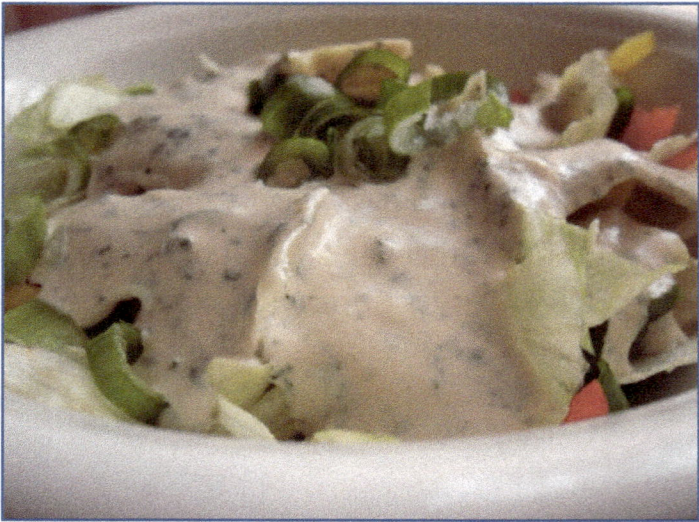

Porciones: 4

## INGREDIENTES

- 0.5 tazas de queso crema fresca
- 1 cucharada de hierbas recién picadas
- 1 taza de yogur
- 1 TL  Paradeisketchup
- 0.5 TL mostaza
- 1 Spr Jugo de limon
- 3 cucharadas de aceite
- 1 premio de sal
- 1 premio de azúcar

## PREPARACIÓN

1. Ponga todos los ingredientes como crème fraiche, salsa de tomate parade helado, yogur, infusiones, aceite, mostaza y jugo de limón en un bol y mezcle bien con una batidora.
2. Agite el bol con fuerza y el aderezo para ensaladas estará listo.

# CÓCTEL DE CAMARÓN

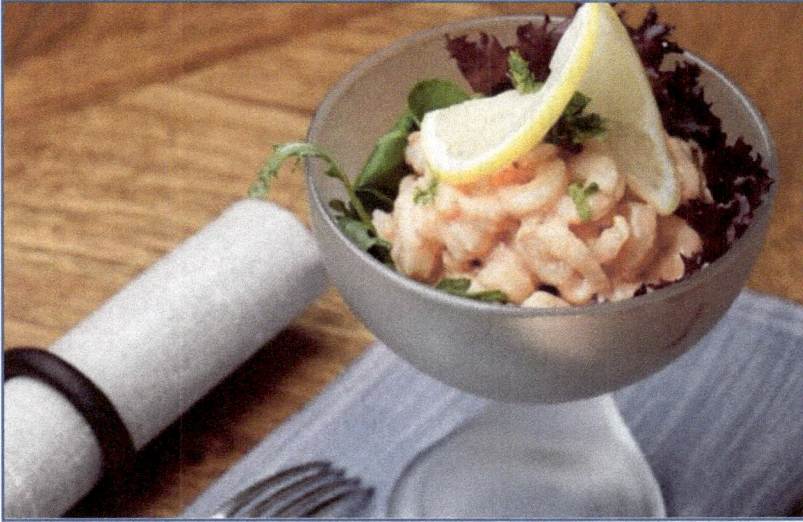

Porciones: 6

## INGREDIENTES

- 2 TL  polvo de curry
- 300 g de mayonesa
- 1 premio de sal
- 1 premio de pimiento
- 3 cucharadas de leche
- 2 cucharadas de granos de pimienta
- 3 cucharadas de cebollino, picado
- 1 cucharada de jugo de limón
- 600 g de camarones

## PREPARACIÓN

1. Vacía los camarones en un colador y escurre bien.
2. Mezclar los camarones, los granos de pimienta, la mayonesa y la leche en un bol.
3. Sazone al gusto con jugo de limón, curry, azúcar, sal y pimienta.
4. Disponer el coctel de camarones en vasos, decorar con cebollino y una rodajita de limón y servir de inmediato.

# ADEREZO CÉSAR

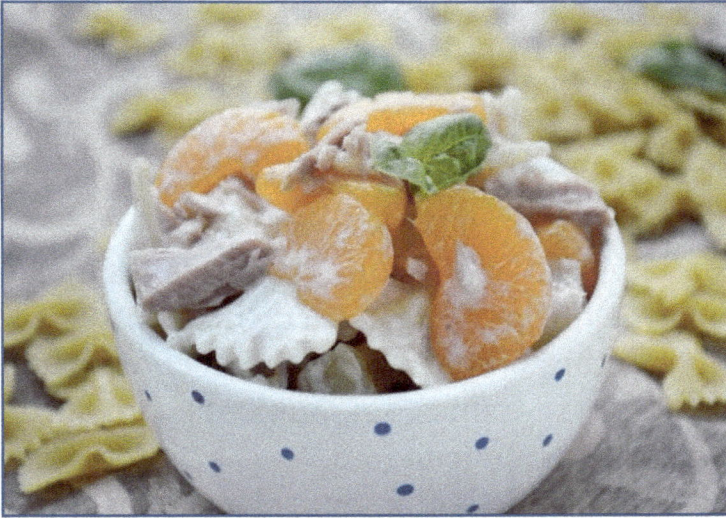

Porciones: 1

## INGREDIENTES

- 4 cucharadas de queso parmesano
- 1 premio de azúcar
- 1 premio de sal
- 1 premio de pimiento
- 1 Spr salsa Worcester
- 1 Spr mostaza
- 50 ml de agua
- 2 piezas    yema
- 100 ml de aceite de oliva

- 1 Spr  Jugo de limon
- 1 PC   diente de ajo
- 

## PREPARACIÓN

1. Para el aderezo César, el ajo debe estar pelado y picado finamente.
2. Mezclar en un bol el zumo de limón, los ajos, las yemas de huevo y una pizca de mostaza.
3. Ahora tritura un poco de agua, un chorrito de salsa Worcestershire, sal, pimienta y una pizca de azúcar con la licuadora.
4. Al final se añade lentamente el aceite de oliva. Continúe mezclando bien el aderezo César casi terminado y refinándolo con el parmesano al final.

# ENSALADA DE REMOLACHA

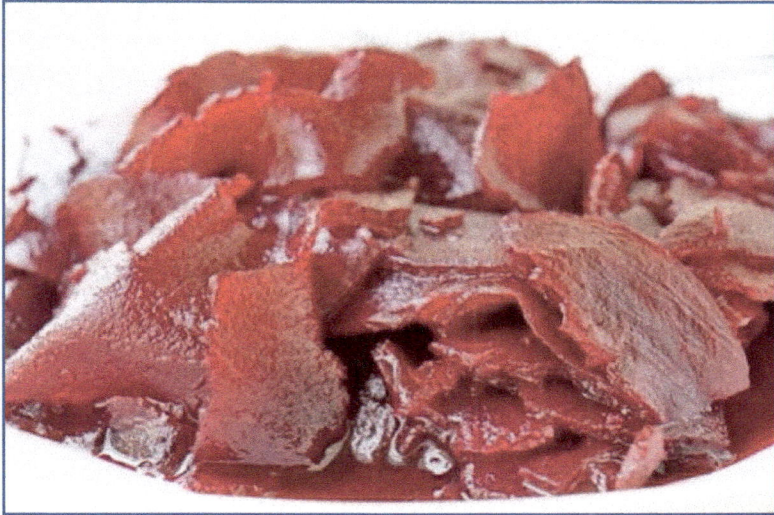

Porciones: 2

## INGREDIENTES

- 2 piezas    Raíz de remolacha
- 2 cucharadas de vinagre
- 1 TL  azúcar
- 1 TL  sal
- 1 TL  Carvi

## PREPARACIÓN

1. Para la ensalada de remolacha, lave las remolachas y cocínelas en agua con sal a fuego lento durante 30 minutos.
2. Enjuagar las remolachas hervidas con agua fría, pelarlas y cortarlas en rodajas finas.
3. Dejar hervir el vinagre durante cinco minutos con un poco de agua, sal, alcaravea y azúcar, verter sobre la remolacha, cubrir con film transparente y dejar reposar en el frigorífico.

# MARINADA PARA ENSALADA DE PATATAS

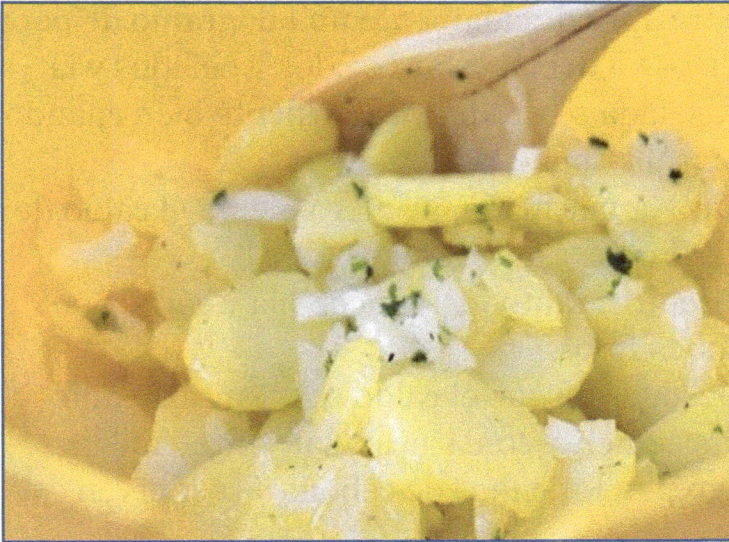

Porciones: 4

## INGREDIENTES

- 50 ml de vinagre
- 400 ml de caldo de verduras
- 80 ml de aceite
- 1 cucharada de mostaza
- 1 TL azúcar
- 1 PC Cebolla (roja)
- 1 premio de sal
- 1 premio de pimiento

## PREPARACIÓN

1. Este adobo sabroso y abundante es suficiente para aproximadamente un kilogramo de papas.
2. Estos ya deben estar cocidos y pelados y la ensalada se tira particularmente bien cuando se marina tibia.
3. Para la marinada, primero hierva el caldo de verduras.
4. Mientras tanto, pele la cebolla y córtela en cubos finos.
5. Después de que el caldo se haya sazonado fuertemente con azúcar, sal y pimienta, se agregan los cubos de cebolla y se hierven brevemente una vez.
6. Luego agregue bien el vinagre, el aceite y la mostaza. Al igual que las papas, la marinada también debe estar bastante tibia cuando se marina la ensalada de papas. Lo mejor es dejarlo reposar durante varias horas y luego disfrutar.

# ENSALADA DE ESPÁRRAGOS

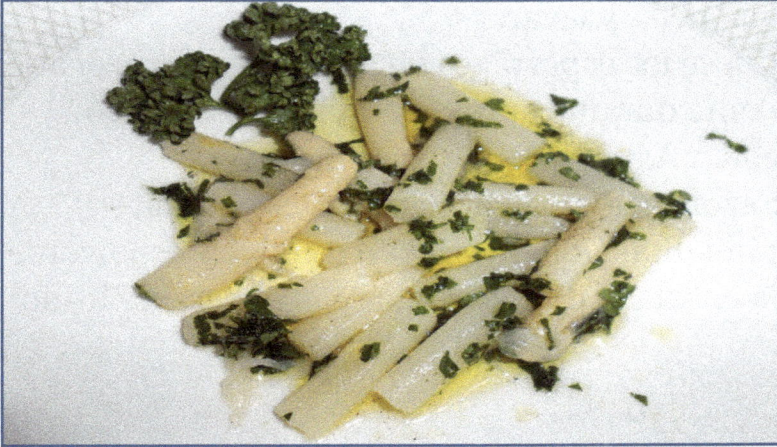

Porciones: 4

## INGREDIENTES

- 1 chupito de vinagre
- 1 TL aceite de oliva
- 1 perejil de la Federación
- 1 kilogramo        Espárragos blancos (pelados)
- 1 TL azúcar
- 0.5 cucharadas de mantequilla para sartén
- 1 premio de pimiento
- 1 premio de sal

## PREPARACIÓN

1. Cortar los extremos de los espárragos aprox. 1 cm, pelar y lavar.
2. Cuece los espárragos en agua con sal y azúcar al dente durante aprox. 12-15 minutos, luego colar. Agregue la mantequilla.
3. Sazone los espárragos calientes con sal, pimienta, vinagre y aceite de oliva y espolvoree la ensalada de espárragos con el perejil picado.

# ENSALADA DE APIO DE MANZANA

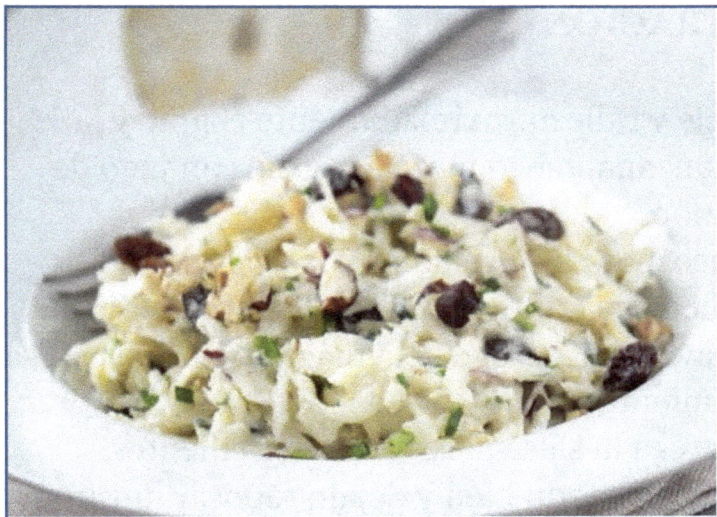

Porciones: 4

## INGREDIENTES

- 350 g de raíz de apio
- 1 PC  manzana
- 2 cucharadas de jugo de limón
- 2 cucharadas de pasas
- 2 cucharadas de avellanas picadas
- 150 g de yogur
- 2 cucharadas de mayonesa
- 2 cucharadas de vinagre
- 1 premio de pimiento

- 1 premio cebollino
- 1 premio de sal
- 

## PREPARACIÓN

1. Pele y ralle aproximadamente el apio y la manzana, luego mezcle y rocíe con jugo de limón.
2. Incorpora las avellanas y las pasas.
3. Mientras tanto, mezcle el yogur con la mayonesa, agregue el vinagre y sazone con sal y pimienta.
4. Agrega la salsa al resto de ingredientes, revuelve todo bien y déjalo reposar durante 30 minutos.
5. Sirve la ensalada espolvoreada con cebollino.

# ENSALADA DE PIMIENTA

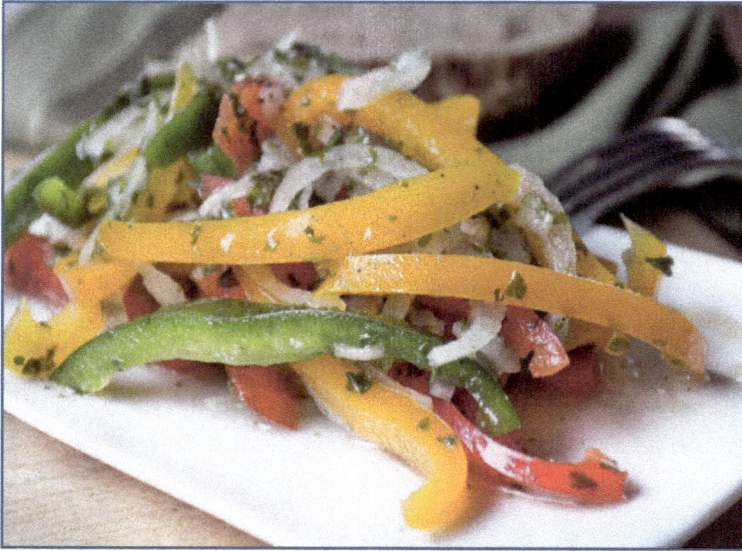

Porciones: 4

## INGREDIENTES

- 4 piezas    Pimentón (de color)
- 1 PC   Cebolla larga)
- 5 cucharadas de agua
- 3 cucharadas de aceite
- 2 cucharadas de vinagre
- 2 cucharadas de perejil (picado)
- 1 premio de pimiento
- 1 premio de sal

# PREPARACIÓN

1. Repartir los pimientos a lo largo, quitar el tallo, lavar y quitar el corazón y cortar en tiras finas.
2. Pelar la cebolla y cortarla en cubos pequeños o en tiras muy finas.
3. Mezclar en un bol las tiras de pimentón y la cebolla picada con el vinagre, un poco de agua, aceite, el perejil picado, la pimienta y la sal.
4. Deje reposar la ensalada en el frigorífico durante una hora.

# ENSALADA DE PASTA

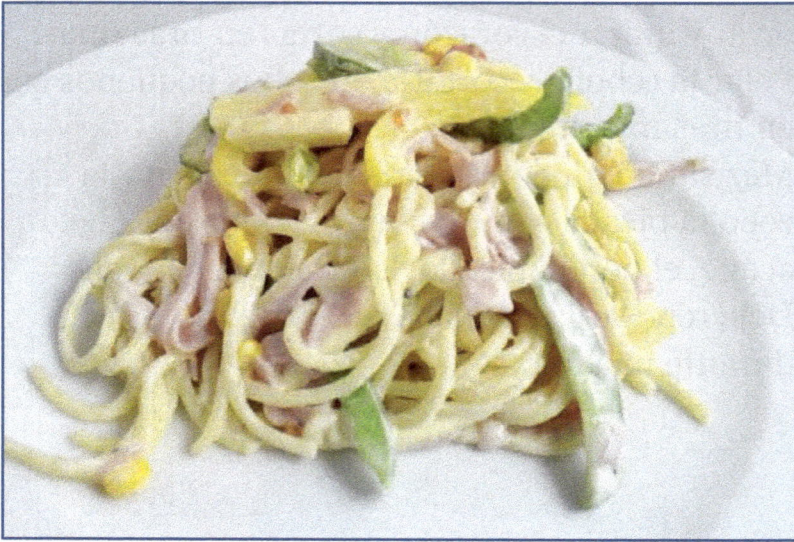

Porciones: 8

## INGREDIENTES

- 1000 g de salchicha extra, en rodajas finas
- 250 g de espaguetis
- 3 piezas    Pimentón (1 de cada amarillo, rojo, verde)
- 1 PC  Pepino
- 200 g de queso
- 1 lata de maíz
- 1 vaso de mayonesa para ensalada
- 4 piezas    Tomates de cóctel

- 1 premio de pimiento
- 1 premio de sal
- 

## PREPARACIÓN

1. Para la ensalada de pasta, corta la salchicha sobrante en tiras finas, así como el queso; también corta muy finamente el resto de los ingredientes.
2. Mientras tanto, cocine los espaguetis en agua con sal hasta que estén al dente y se enfríen.
3. Mezcle los fideos enfriados con los ingredientes restantes y sazone con sal y pimienta al gusto; déjelos reposar / remojar en el refrigerador.

# ENSALADA DE FETA Y MELÓN

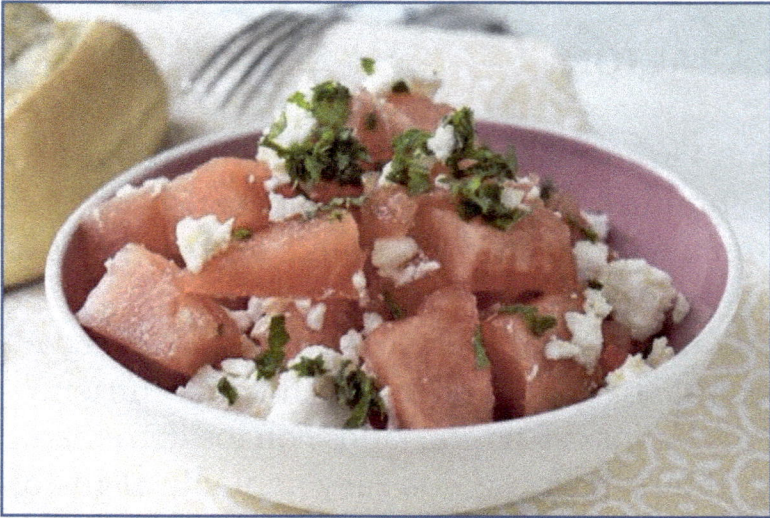

Porciones: 4

## INGREDIENTES

- 0,5 piezas de sandía
- 250 g de queso feta en cubos
- 2 piezas      Cebolleta
- 15 Bl  menta
- 4 cucharadas de aceite de oliva
- 1 priz de sal

## PREPARACIÓN

1.  Pelar el melón, cortar en cubos, quitar las piedras si es necesario.
2.  Picar la cebolla y la menta en trozos pequeños.
3.  Luego mezcla el melón, la cebolla y la menta con el aceite de oliva y la sal, finalmente agrega los cubitos de queso y déjalos reposar un momento.

# ADEREZO FRANCÉS

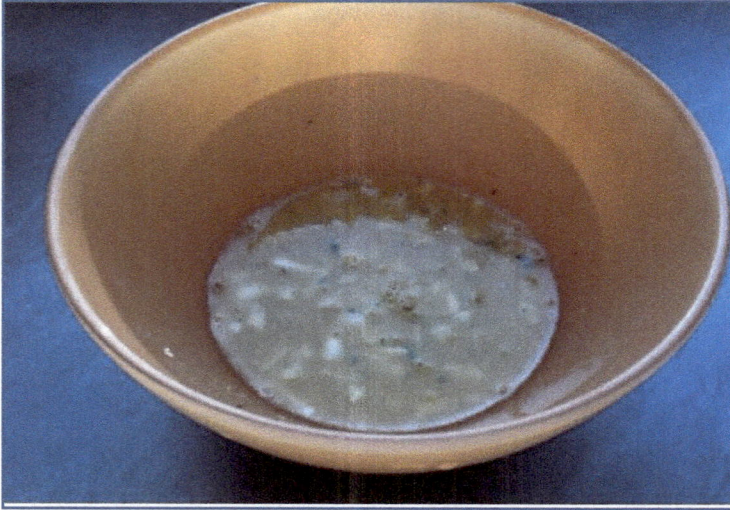

Porciones: 1

## INGREDIENTES

- 1 pieza de yema de huevo
- 4 TL  aceite de oliva
- 1 TL   mostaza
- 0,5 piezas de cebolla
- 0,5 piezas de ajo
- 4 cucharadas de vinagre de sidra de manzana
- 1 TL   cariño
- 1 premio de perejil
- 1 premio de pimiento

- 1 premio de sal

## PREPARACIÓN

1. La yema de huevo y el aceite se mezclan bien con una batidora o batidora de mano hasta que esté cremoso.
2. Luego, la mostaza se agrega al aderezo francés.
3. Se pica finamente la mitad de la pieza de cebolla y el ajo y se le añade también.
4. Finalmente, el aderezo francés se condimenta con una pizca de vinagre de sidra de manzana, miel, pimienta y sal.

# TZATZIKI

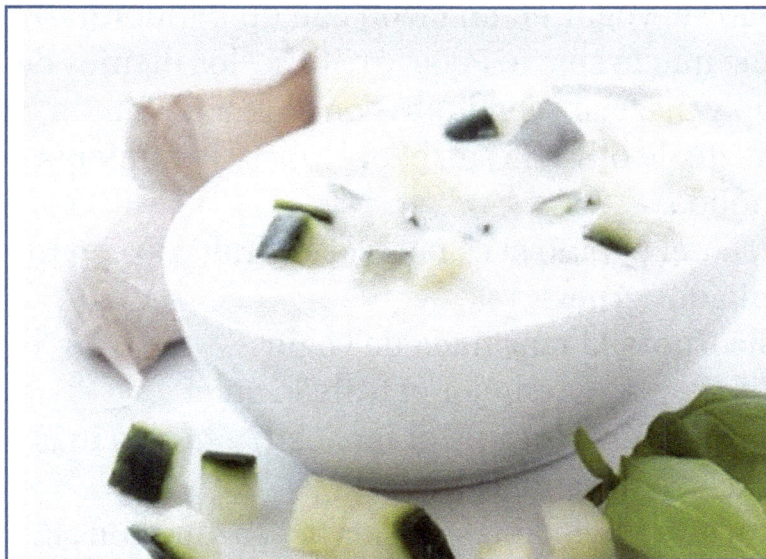

Porciones: 4

## INGREDIENTES

- 3 cucharadas de grasa de yogur
- 1 PC  Dientes de ajo
- 1 cucharada de jugo de limón
- 3 cucharadas de aceite de oliva
- 0,5 TL de sal
- 0.5 TL orégano
- 1 premio de pimiento
- 1 PC  Pepino

## PREPARACIÓN

1. Batir el yogur en un tazón con un batidor hasta que quede suave. Pelar y triturar los dientes de ajo y mezclar bien junto con el jugo de limón, el aceite de oliva, la sal, el orégano y la pimienta molida.
2. Pelar el pepino si es necesario y rallarlo con un rallador grueso.
3. Incorpora la marinada de yogur.
4. Cubra y deje remojar el tsatsiki en el refrigerador durante al menos 1/2 hora o más (incluso durante la noche).
5. Revuelva bien antes de servir y sazone con sal y pimienta si es necesario.

# ENSALADA DE TOMATE Y AGUACATE

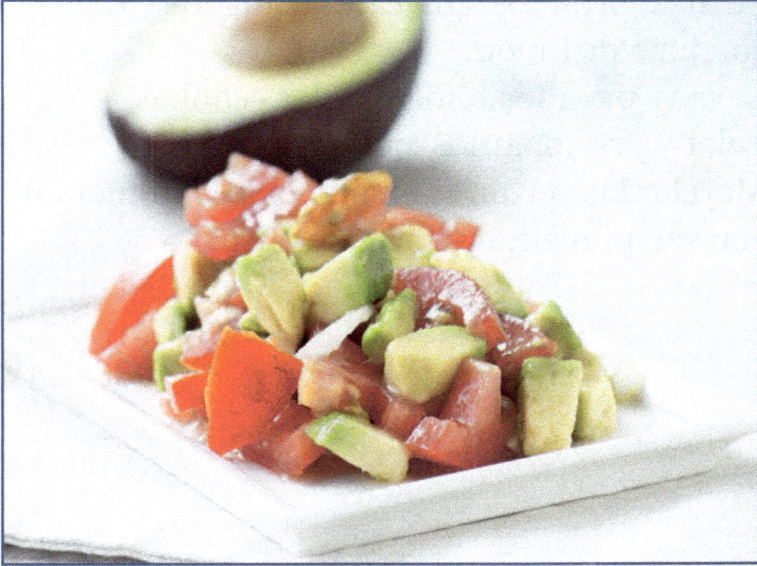

Porciones: 2

## INGREDIENTES

- 2 piezas    palta
- 2 piezas    Tomates
- 4 piezas    Cebolleta
- 1 PC   Jugo de limon)
- 4 piezas    Dientes de ajo
- 5 cucharadas de aceite de oliva
- 1 premio de pimiento
- 1 premio de sal

# PREPARACIÓN

1. Pelar y cortar los aguacates en dados y rociar con jugo de limón.
2. Lavar y picar los tomates y las cebollas.
3. Pelar y presionar los ajos.
4. Mezclar las verduras en un bol y condimentar con sal, pimienta y aceite de oliva.

# ENSALADA DE CAMARONES

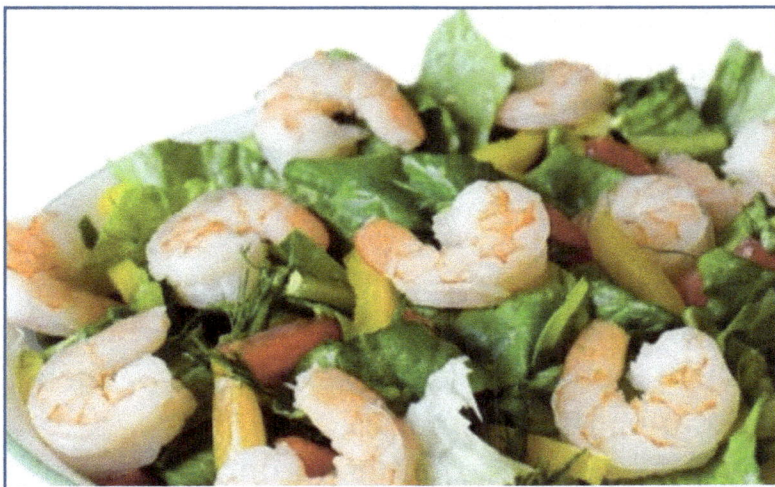

Porciones: 4

## INGREDIENTES

- 4 cucharadas de miel
- 2 cucharadas de jugo de limón
- 1 premio de pimiento
- 1 kpf ensalada
- 4 piezas    Zanahorias
- 4 piezas    Pimientos, verdes, rojos, amarillos
- 500 g de camarones

## Para el aderezo

- 4 cucharadas de miel
- 4 cucharadas de Calvadossenf
- 2 cucharadas de jugo de lima
- 1 chupito de aceite
- 

## PREPARACIÓN

1. Escurre los camarones.
2. Para la marinada, mezcle miel, jugo de limón y pimienta, unte los camarones con ella y déjela reposar por unos minutos.
3. Lavar la lechuga, cortar las verduras en trozos pequeños y colocar en un bol.
4. Aderezo: mezcle la miel, la salsa calvados y el jugo de lima en un tazón pequeño.
5. Finalmente, agregue un poco de aceite.
6. Freír las gambas en una sartén con aceite caliente durante unos minutos.
7. Extiende la ensalada en un plato, vierte el aderezo encima y decora con las hierbas y los camarones.

# ENSALADA DE PATATAS CON YOGURT

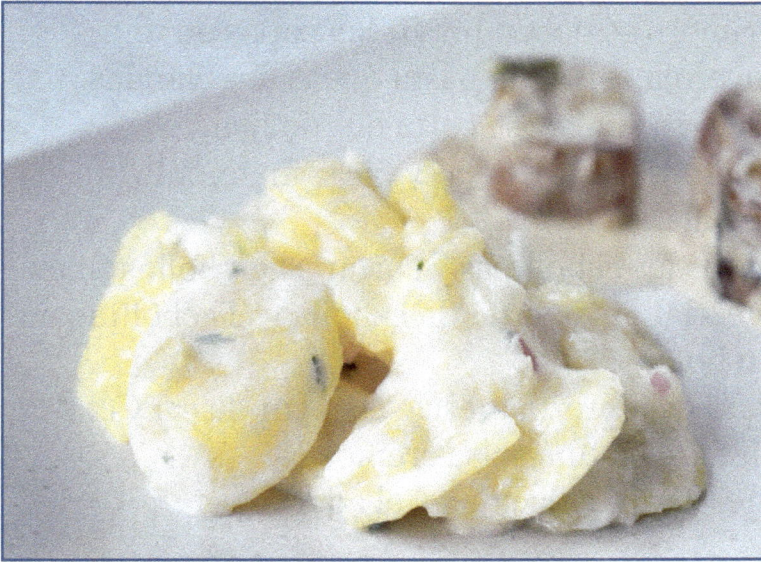

Porciones: 4

## INGREDIENTES

- 4 cucharadas de vinagre
- 200 ml de yogur
- 500 g de patatas
- 1 TL  sal
- 1 cebollino de la federación
- 1 PC  cebolla

# PREPARACIÓN

1. Para la deliciosa ensalada de papas con yogur, primero se deben hervir las papas en una cacerola con agua hasta que estén blandas.
2. Luego se pela y se corta en rodajas.
3. Mientras tanto, pelar y picar finamente la cebolla.
4. Lavar las cebolletas y cortarlas en bollos finos. Mezclar las patatas, la cebolla y el cebollino en un bol.
5. Para el aderezo, mezcle el yogur, la sal y el vinagre en una salsa cremosa.
6. Mezclar bien la papa y el aderezo.

# ENSALADA DE LENTEJAS CON FETA

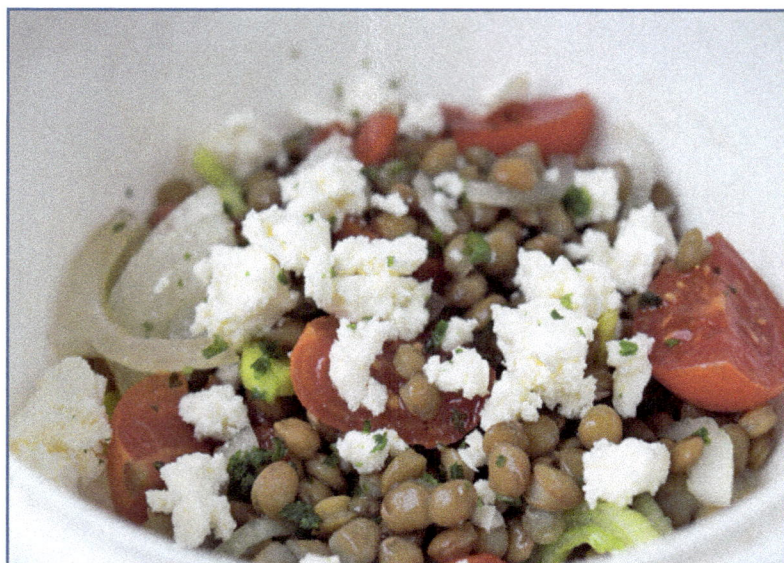

Porciones: 4

## INGREDIENTES
- 3 piezas    Cebolleta
- 1 lata de lentes
- 3 piezas    Tomates
- 250 g de queso feta
- 0.5 tomillo federado
- 4 cucharadas de vinagre balsámico
- 5 cucharadas de aceite de oliva
- 1 TL  mostaza
- 1 premio de azúcar

- 1 premio de pimiento
- 1 premio de sal
-

## PREPARACIÓN

1. Para la ensalada de lentejas con queso feta, escurre bien las lentejas en un colador y luego enjuágalas con agua fría.
2. Lavar, limpiar y picar la cebolla y los tomates. Lavar y picar finamente el tomillo de la misma forma. Corta el queso feta en cubos.
3. Ahora pon todo en un bol.
4. Mezcle una marinada de vinagre, mostaza, aceite, azúcar, pimienta y sal y vierta sobre la ensalada. Mezclar con cuidado.

# ENSALADA DE ATÚN CON ARROZ

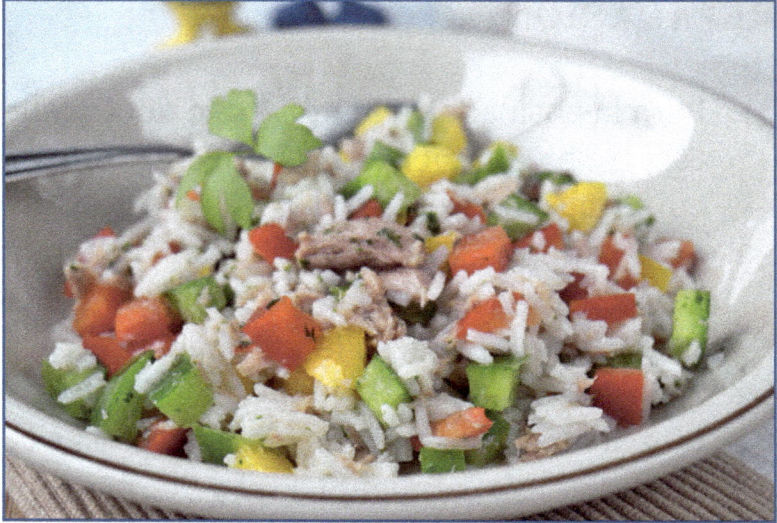

Porciones: 4

## INGREDIENTES

- 250 g de arroz
- 2 piezas de cebolla
- 2 latas de atún
- 1 PC  pimenton
- 0,5 piezas de pepino
- 4 cucharadas de vinagre
- 5 cucharadas de aceite
- 1 premio de pimiento
- 1 premio de sal

# PREPARACIÓN

1. Para la ensalada de atún con arroz, primero cuece el arroz según las instrucciones del paquete, luego escúrrelo bien en un colador.
2. Asimismo, dejamos escurrir bien el atún en un colador.
3. Ahora pela y pica finamente las cebollas. Lavar el pimiento morrón y el pepino y cortar en trozos pequeños.
4. Pon las verduras, el arroz y el atún en un bol.
5. Mezclar un aderezo de aceite, vinagre, sal y pimienta en un bol y marinar la ensalada con él.
6. Deje reposar la ensalada en el refrigerador durante una hora y revuelva bien antes de servir.

# ENSALADA DE APIO

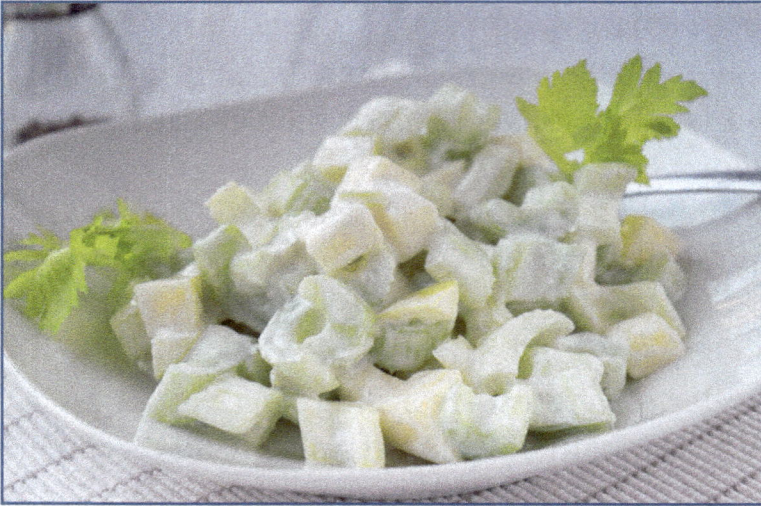

Porciones: 2

## INGREDIENTES

- 250 g apio nabo
- 1 PC   manzana
- 2 cucharadas de jugo de limón
- 0.5 tazas de crema agria
- 1 premio de azúcar
- 1 premio de pimiento
- 1 premio de sal

## PREPARACIÓN

1. Limpiar el apio, cortar los tallos por la mitad transversalmente y cortar a lo largo en tiras finas con un pelador.
2. Cortar la manzana en cuartos y quitarle el corazón, cortarla en rodajas finas y mezclar con el jugo de limón.
3. Mezclar la crema agria con sal, azúcar y pimienta y mezclar bien con la ensalada.

# ENSALADA DE QUINOA CON AGUACATE

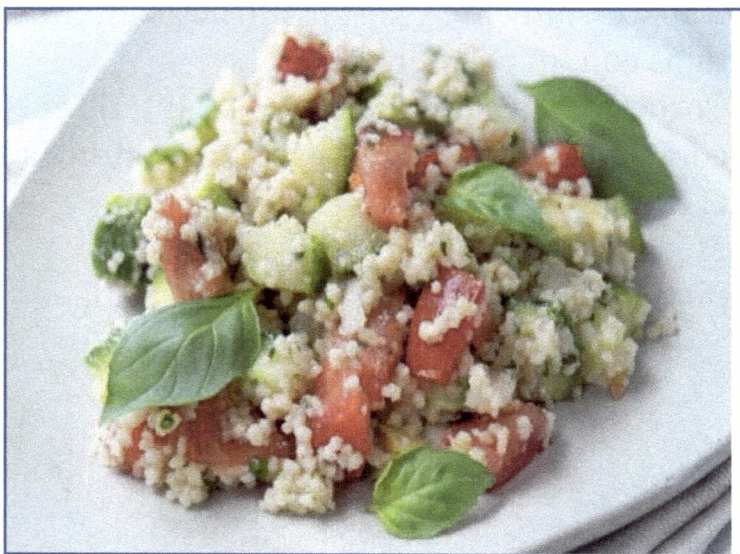

Porciones: 4

## INGREDIENTES

- 1 taza de quinua
- 1 premio de sal
- 1 premio de pimiento
- 1 PC  pepino
- 100 ml de agua
- 1 PC  palta
- 1 perejil de la Federación
- 1 chupito de aceite de oliva

- 10 piezas de tomates para cóctel

## PREPARACIÓN

1. Primero, se cubre la quinua con agua en una cacerola y se calienta.
2. Deje que la quinua hierva a fuego lento durante unos 15 minutos.
3. Mientras tanto, lave los tomates y el pepino y córtelos en trozos pequeños.
4. Retire el aguacate de la piel y córtelo en trozos pequeños.
5. Cuando la quinua esté blanda, se puede tamizar y mezclar con los trozos de tomate, pepino y aguacate.
6. Sazone con sal y pimienta según sea necesario, espolvoree con un poco de perejil y agregue una pizca de aceite.

# ENSALADA DE PASTA MEDITERRÁNEA CON ADEREZO DE OLIVAS

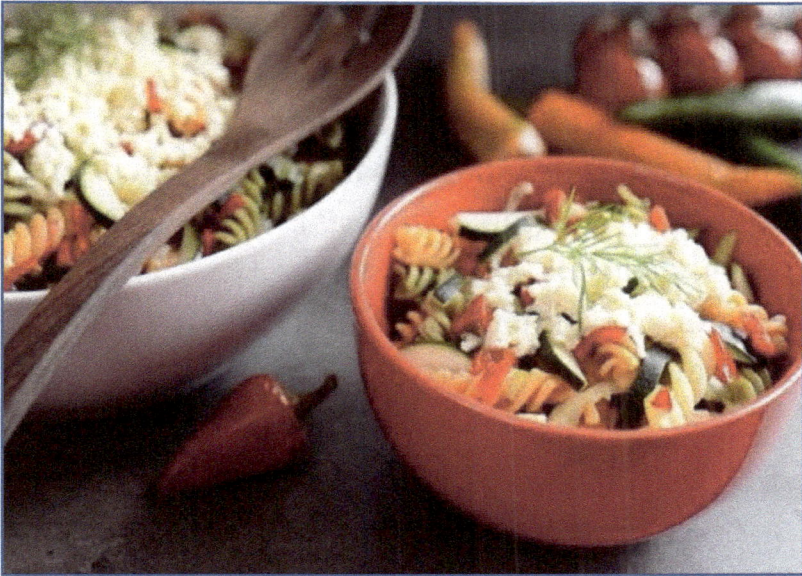

Porciones: 4

## INGREDIENTES

- 250 g de fideos en espiral
- 1 PC   pimiento rojo
- 1 PC   pimientos amarillos o verdes
- 1 cucharada de aceite de girasol
- 2 cucharadas de aceite de oliva
- 2 piezas     Dientes de ajo machacados
- 1 PC   Berenjena, cortada en cubitos
- 2 piezas     Zuccini, cortado en rodajas gruesas

- 2 piezas    tomates grandes, pelados, sin semillas
- 5 cucharadas de perejil de hoja plana, picado
- 1 TL   pimienta negra recién molida
- 150 g de queso feta, desmenuzado
- para el aderezo de aceitunas
- 2 cucharadas de vinagre balsámico
- 6 piezas    Aceitunas (negras)
- 125 ml de aceite de oliva
- 1 premio de pimiento
- 1 premio de sal
- 

## PREPARACIÓN

1. Ponga la pasta en espiral en una cacerola grande con agua hirviendo y cocine por 10-12 minutos hasta que esté al dente. Escurrir, extender en una capa sobre una bandeja para hornear y dejar secar.
2. Enfríe sin la tapa.
3. Corta a la mitad los pimientos rojos y amarillos a lo largo. Quite las semillas y las claras.
4. Corta el pimiento morrón en trozos grandes. Coloque con el lado cortado hacia abajo debajo de la parrilla del horno precalentado y dore hasta que la piel se ampolle.
5. Deje enfriar debajo de un paño de cocina o en una bolsa transparente, retire la piel y

deséchelo. Cortar la carne de pimentón en tiras gruesas.

6. Calentar el girasol y el aceite de oliva en una sartén.
7. Agrega el ajo y la berenjena y dora rápidamente, girando constantemente. Retirar del fuego y verter en un tazón grande. Cocine los calabacines al vapor durante 1-2 minutos hasta que estén firmes al morder. Enjuagar con agua fría, escurrir y agregar a los trozos de berenjena.
8. Aderezo de aceitunas: 6 aceitunas negras grandes, sin hueso, 125 ml de aceite de oliva, 2 cucharadas de vinagre balsámico, sal, pimienta negra recién molida. Pica las aceitunas en el robot de cocina. Vierta lentamente el aceite de oliva y continúe procesando hasta que se forme una masa suave. Agregue vinagre, sazone con sal y pimienta negra recién molida y revuelva hasta que quede suave.
9. Mezcle la pasta, el pimiento, la berenjena, el calabacín, los tomates, el perejil y el pimiento en un tazón grande. Disponer en platos para servir, verter el queso feta encima y rociar con el aderezo.

# CONCLUSIONES

Una dieta vegetariana se centra en comer verduras. Esto incluye frutas secas, verduras, guisantes y frijoles, granos, semillas y nueces. No existe un solo tipo de dieta vegetariana.

Las dietas vegetarianas siguen ganando popularidad. Las razones para seguir una dieta vegetariana son variadas e incluyen beneficios para la salud, como un riesgo reducido de enfermedad cardíaca, diabetes y algunos tipos de cáncer. Sin embargo, algunos vegetarianos consumen demasiados alimentos procesados, que pueden tener un alto contenido de calorías, azúcar, grasa y sodio, y es posible que no consuman suficientes frutas, verduras, cereales integrales y alimentos ricos en calcio, por lo que se pierden los nutrientes que proporcionan.

Sin embargo, con un poco de planificación, una dieta vegetariana puede satisfacer las necesidades de personas de todas las edades, incluidos niños, adolescentes y mujeres embarazadas o lactantes. La clave es ser consciente de sus propias necesidades nutricionales para poder planificar una dieta que las satisfaga.

Las dietas veganas excluyen la carne de res, el pollo y el pescado, los huevos y los productos lácteos, así como los alimentos que contienen estos productos. Algunas personas siguen una dieta semi-vegetariana (también llamada dieta flexitariana) que es principalmente una dieta basada en plantas pero que incluye carne, lácteos, huevos, pollo y pescado ocasionalmente o en pequeñas cantidades.

Cómo planificar una dieta vegetariana saludable

Para aprovechar al máximo una dieta vegetariana, elija una buena variedad de alimentos vegetales saludables, como frutas y verduras enteras, legumbres, nueces y cereales integrales. Al mismo tiempo, reduzca las opciones menos saludables como bebidas endulzadas con azúcar, jugos de frutas y granos refinados. Si necesita ayuda, un dietista registrado puede ayudarlo a crear un plan vegetariano que sea adecuado para usted.

Para empezar

Una forma de hacer la transición a una dieta vegetariana es reducir progresivamente la carne en su dieta mientras aumenta el consumo de frutas y verduras. A continuación, se ofrecen algunos consejos que le ayudarán a empezar: Transición gradual. Aumente la cantidad de comidas sin carne que ya disfruta cada semana, como espaguetis con salsa de tomate o vegetales salteados. Busque formas de incluir verduras, como espinacas, col rizada, acelgas y berzas, en sus comidas diarias.

Reemplazos. Coge tus recetas favoritas y pruébalas sin carne. Por ejemplo, haga chile vegetariano omitiendo la carne molida y agregando una lata extra de frijoles negros. O haga fajitas con tofu extra firme en lugar de pollo. Se sorprenderá al descubrir que muchos platos de cadena solo requieren reemplazos simples.

Diversidad. Compre o pida prestados libros de cocina vegetarianos. Visita restaurantes étnicos para probar nuevas recetas vegetarianas. Mientras más variedad tenga su dieta vegetariana, más probabilidades tendrá de satisfacer todas sus necesidades nutricionales.

La dieta vegetariana, si se elabora eligiendo adecuadamente los alimentos y teniendo en cuenta las pautas e indicaciones del médico o nutricionista, es capaz de aportar al organismo los nutrientes que necesita y de asegurar el mantenimiento de un buen estado de salud.

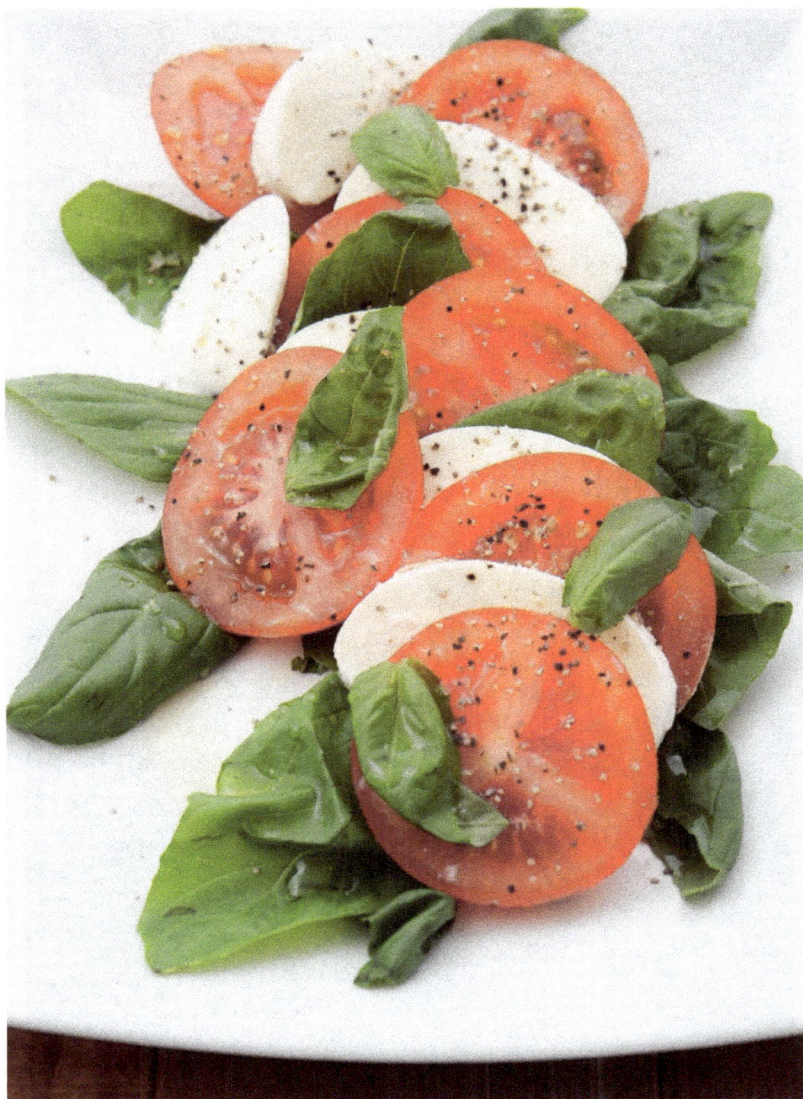

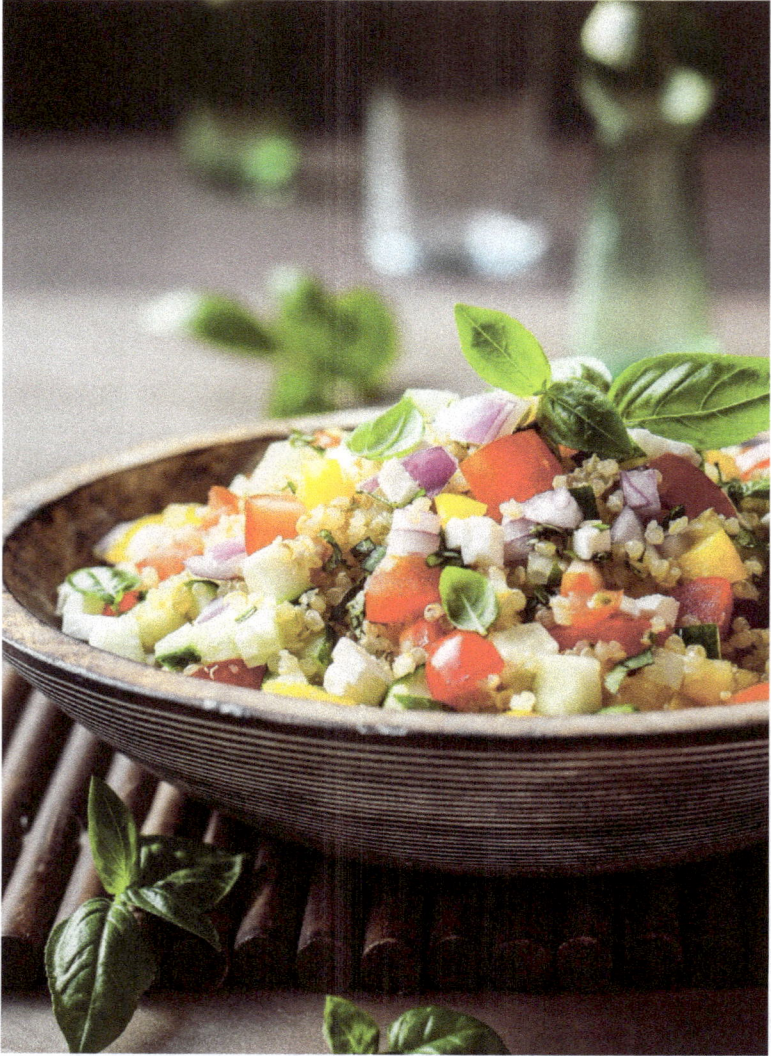

Lightning Source UK Ltd.
Milton Keynes UK
UKHW020649240521
384262UK00001B/144